Th. Kraus   J. Schmidt   E. Klar (Hrsg.)

Paradigmenwechsel im Umfeld der Chirurgie

Mit freundlicher Unterstützung von

Ethicon GmbH
Fujisawa Deutschland GmbH
Baxter Deutschland GmbH

Springer-Verlag Berlin Heidelberg GmbH

Th. Kraus   J. Schmidt   E. Klar (Hrsg.)

Paradigmenwechsel im Umfeld der Chirurgie

Anregungen zur Neuorientierung in Forschung und Klinik

Vorträge des wissenschaftlichen Symposiums
anläßlich der Emeritierung von
Prof. Dr. med. Dr. h. c. Christian Herfarth
am 2. Oktober 2001
im Kommunikationszentrum des DKFZ Heidelberg

Mit CD-ROM
Aufzeichnung der Referate
des wissenschaftlichen Symposiums

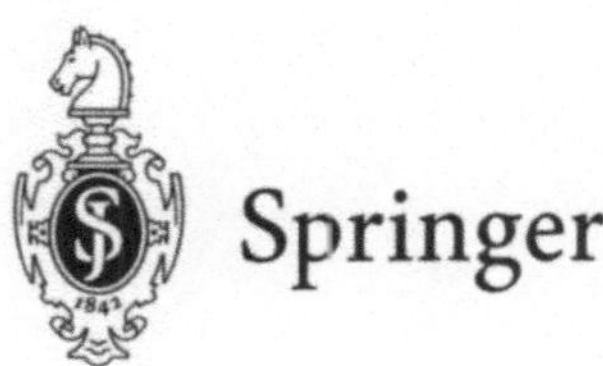

Springer

Priv. Doz. Dr. med. THOMAS W. KRAUS
Priv. Doz. Dr. med. JAN SCHMIDT
Prof. Dr. med. ERNST KLAR

Chirurgische Universitätsklinik Heidelberg
Im Neuenheimer Feld 110
69120 Heidelberg

ISBN 978-3-540-00123-2   ISBN 978-3-642-55556-5 (eBook)
DOI 10.1007/978-3-642-55556-5

Bibliografische Information Der Deutschen Bibliothek
Die Deutsche Bibliothek verzeichnet diese Publikation in der Deutschen Nationalbiblio-
grafie; detaillierte bibliografische Daten sind im Internet über <http://dnb.ddb.de> abrufbar

http://www.springer.de/medizin

© Springer-Verlag Berlin Heidelberg 2003
Ursprünglich erschienen bei Springer-Verlag Berlin Heidelberg in 2003

Herstellung: PRO EDIT GmbH, Heidelberg
Umschlaggestaltung: deblik Berlin
Satz und Reproduktionen: AM-productions GmbH, Wiesloch
SPIN 10899625   106/3160/Di   5 4 3 2 1 0

Vorwort

Forschung zielt auf die Vermehrung des Wissens ab. Dies gilt für alle Wissenschaften, auch für die medizinisch orientierte Grundlagenforschung und klinische Forschung. Wissenschaft lebt, indem sie ihr Theoriengefüge erweitert, überprüft, korrigiert und wieder neu ordnet. Sie produziert sich damit kontinuierlich selbst, denn jede Antwort auf die gestellten Fragen wirft nicht nur immer wieder neue Unklarheiten, sondern meist auch komplex erweiterte Forschungsmethoden und Techniken auf, die oft nur noch von Methoden-Spezialisten sicher beherrscht werden können.

Moderne naturwissenschaftliche Forschung in der Medizin beruht damit schon lange nicht mehr nur auf ungezielter oder gar zufälliger Entdeckung von bislang noch Unbekanntem. Durch exakt geplante Experimente mit Reduktion der Bedingungen auf wenige Variablen hat sich auch die medizinische Forschung mehr und mehr zu einer zielgerichteten Befragung der Natur entwickelt. Die experimentelle Simulation der multivariaten klinischen Bedingungen gelingt uns jedoch oftmals nur ungenügend. Sauber kontrollierte und prospektiv ausgerichtete klinische Studien sind konsequenterweise der jüngste und vielleicht auch wichtigste Zweig einer primär an ihrer klinischen Nutzenstiftung orientierten Forschungsentwicklung. Die Motivationserzeugung zur kompetenten Studienplanung und ihre möglichst rasche wie auch zahlreiche Umsetzung werden wissenschaftliche Hauptaufgaben in der Zukunft sein. Dies gilt in besonderem Maße für das eigene Fachgebiet - die Chirurgie.

Doch nicht nur die medizinische Wissenschaft unterliegt einem raschen Paradigmenwechsel. Die Dynamik vieler gesellschaftlicher Abläufe und Veränderungen wächst. In der industriellen Welt, welche unsere Forschungsbemühungen kontinuierlich begleitet und vielfach erst die technische Umsetzung und breite Verfügbarkeit innovativer Techniken, Medikamente oder Produkte für die Klinik ermöglicht, sieht man sich durch den immer schnelleren Informations- und Materialaustausch weltweiter Märkte und Anbieter immer kürzer werdenden Zyklen von Nachfrage,

Innovation, Entwicklung, Produktion, Angebot und Konsum gegenüber. Weltwirtschaften verändern sich heute von überwiegend materiell orientierten zu zunehmend wissensfundierten oder von Symbolen geprägten Ökonomien.

Die Halbwertszeit des Wissens selbst sinkt kontinuierlich. Wissen, Kommunikation und Erfahrung trennen sich zunehmend durch elektronische digitale Techniken vom einzelnen Individuum. Durch den resultierenden Telekosmos werden sie jedem, jederzeit an potentiell jedem Ort verfügbar. Konventionelle Berufsnormen lösen sich auf und bieten damit nicht mehr die bislang gewohnten stabilen Identifikationsmöglichkeiten. Auch die politischen, sozialen und ökologischen Umfeldbedingungen werden immer unübersichtlicher. Alle Organisationen, auch wissenserzeugende Forschungsinstitutionen, müssen sich deshalb in dynamischen Netzwerken mit zunehmend komplexer werdenden Rahmenbedingungen und interdisziplinären Abhängigkeiten zurechtfinden.

Was sind die hieraus ableitbaren Konsequenzen für die aktuelle Forschungsorganisation ? Nur eines erscheint sicher: Die beschriebenen dynamischen Veränderungen erfordern eine fortgesetzte Lernfähigkeit und die Entwicklung ebenso flexibler, und qualitätsbewusster Gesamtstrategien. Es ist unwahrscheinlich, dass uns statische definierte Lösungswege dauerhaft helfen werden.

In den letzten Jahrzehnten konnte auch die chirurgische Forschung deutliche Erfolge erzielen und mit ihr konsequenterweise auch die chirurgische Patientenversorgung wesentliche Fortschritte verzeichnen. Heute sind wir berechtigterweise sehr stolz auf unser modernes und leistungsfähiges Fach, das sich selbstbewusst in operative Teilbereiche weiterdifferenziert. In einer Zeitperiode mit stark beschleunigt wahrgenommenem Wandel vieler gesellschaftlicher und wissenschaftlicher Prozesse im Umfeld der Chirurgie muss sich auch die akademische Chirurgie selbst immer wieder neu der Orientierung und Richtungsgebung stellen. Chirurgie als medizinische Disziplin lässt sich schon traditionell durch eine hohe Dynamik und Geschwindigkeit ihrer Abläufe charakterisieren. So gilt es von Zeit zu Zeit innezuhalten um die Dinge mit Abstand zu betrachten.

Eine solche Reflexion ist am besten in der akademischen Gemeinschaft vorzunehmen. Berücksichtigt werden muss bei der Zusammensetzung eines geeigneten Gremiums die hohe Interdisziplinarität unserer chirurgischen Leistungserbringung in der Forschung als auch der Klinik. Zudem können bei der Bewertung und Gestaltung befreundete fachexterne Berater aus Rechtswissenschaften, der Wissenschaftspolitik, Philosophie und den Medien oftmals wichtige und erkenntnisfördernde Beiträge leisten. Ein besonderes wissenschaftliches Symposium sollte in diesem Sinne einer Neupositionierung der akademischen Chirurgie dienen. Schwerpunkt galt es hierbei auf die Evaluierung der gegenwärtigen medizinischen Forschungsstrukturen und auf die Formulierung der zukünftigen wissenschaftlichen Bedingungen zu legen. Geklärt werden sollte:

- Wie sieht die optimale Forschungsstruktur in der Chirurgie aus ?
- Wie definiert sich das wissenschaftliche Umfeld der Chirurgie ?
- Wie gelingt eine praktische Umsetzung der Forschungserkenntnisse ?

Zu dem Symposium „Orientierung der Chirurgie bei wissenschaftlichem und gesellschaftlichem Paradigmenwechsel" hatten wir anlässlich der Emeritierung und Ehrung des Heidelberger Ordinarius für Chirurgie Herrn Professor Dr. med. Dr. h.c. Christian Herfarth am 2. Oktober 2001 in das Kommunikationszentrum des Deutschen Krebsforschungszentrums nach Heidelberg eingeladen. Als Referenten und Vorsitzende für das Symposium konnten international namhafte Exponenten aus der Medizin, den wissenschaftlichen Akademien, der Grundlagenforschung, der Forschungsförderung, den Rechtswissenschaften und den Medien gewonnen werden. Über 500 Gäste haben unserer Einladung Folge geleistet und an der Veranstaltung teilgenommen. Ganz im Sinne von Christian Herfarth galt es auch mit der Gestaltung dieses Symposiums unsere eigentliche akademische Aufgabe weiter zu verfolgen, an der wir kontinuierlich arbeiten: Die Etablierung einer modernen Chirurgie als einem aktiven, wertvollen und prägnanten Partner in der klinisch-wissenschaftlichen Gemeinschaft.

Es ist einer der großen Verdienste von Christian Herfarth, als akademischer Chirurg, immer wieder Paradigmenwechsel in der chirurgischen Versorgung und Wissenschaft sehr frühzeitig erspürt zu haben. Die Bedeutung der Chirurgie und der mit primär chirurgischer Orientierung gestalteten Wissenschaft hat er immer selbstbewusst und souverän vertreten. Gerade wenn es galt neue Methoden, wie z.B. die Molekularbiologie in das Forschungsrepertoire der Chirurgie einzubinden, verstand er es immer rasch fachliche und strukturell erforderliche Konsequenzen aus Neuerkenntnissen und Entwicklungen für die chirurgische Patientenversorgung und Forschung abzuleiten. Souveräne Menschen stehen mit beiden Beinen fest auf dem Boden, bleiben aber ebenso bewegungsfähig wenn sich die Rahmenbedingungen ihres Handelns ändern. Stabile

Orientierung erreichen sie weniger durch Abschottung als durch Offenheit. Die in diesem Sinne von Christian Herfarth angestrebte Souveränität der Chirurgie zielte immer auf die Erhaltung ihrer Originalität und Authentizität, bei oder trotz der sich wandelnden Umfeldbedingungen.

Mit dem vorliegenden Buch und der begleitenden CD-Rom liegt uns nun eine Dokumentation dieser außergewöhnlichen Veranstaltung vor, die einen großen Chirurgen ehren soll. Wir danken allen Beteiligten, besonders den Referenten, nochmals sehr herzlich für ihre Fachbeiträge und großartige Unterstützung.

Heidelberg, im Herbst 2002

THOMAS W. KRAUS
JAN SCHMIDT
ERNST KLAR

Inhaltsverzeichnis

Neuorientierung der Akademien: Vom föderalistischen zum nationalen Prinzip

Gisbert Frhr. zu Putlitz, Heidelberg

Magnifizenz, Spektabilität, meine sehr verehrten Damen, meine Herren, lieber Christian Herfarth,

das erste Mal sind wir uns Mitte der fünfziger Jahre hier in Heidelberg begegnet, als Sie kurz vor der Promotion standen und ich mein Studium der Physik in Heidelberg gerade begonnen hatte. Wir trafen uns oft zusammen mit vielen anderen Studenten in dem gastfreundlichen Haus der Heidelberger Familie Auffermann. Schon damals war mir bewußt, dass Sie ein Mensch von außerordentlichen Fähigkeiten sind und dass Ihre Arbeit in der Medizin Sie zu großen Erfolgen führen würde. Ich habe mich in meiner damaligen Einschätzung nicht getäuscht.

Sie verließen Heidelberg Ende der fünfziger Jahre und gingen nach Marburg, wo wir uns noch einmal vor meiner Zeit in den USA sahen, und dann nach Freiburg und schließlich auf den Lehrstuhl nach Ulm. Damals interessierte Sie besonders die Transplantationsmedizin, später im verstärkten Maße die Onkologie. So war die Entscheidung der Heidelberger Universität, Sie als Nachfolger von Fritz Linder im Jahre 1981 hierher zu berufen, eine besonders glückliche Entscheidung, weil sich in Heidelberg ein ganz einmaliger Schwerpunkt für onkologische Studien zu bilden begann, der neben den klinischen Fächern die Nähe suchte zur Molekularbiologie und zu den experimentellen und theoretischen Onkologiestudien des Deutschen Krebsforschungszentrums. In diesem Umfeld konnten Sie Ihre Pläne und Ihre Talente als Chirurg, als Wissenschaftler und als Organisator in vollem Umfang entfalten. Sie selbst haben vor einigen Jahren in einem Interview der Heidelberger Rhein-Neckar-Zeitung darauf hingewiesen, dass es Ihnen besonders um den Organersatz und die Organerhaltung ging. Dazu wurden Methoden der minimal-invasiven Chirurgie erprobt, die Operationsmethoden immer mehr verfeinert und damit gleichzeitig eine signifikante Verbesserung der Ergebnisse erzielt. Und im Bezug auf die Krebschirurgie sagten Sie damals: „Bei gleichzeitig sehr ausgedehnten Eingriffen kann so rekonstruktiv operiert werden, dass Funktionen und so auch Lebensqualität erhalten bleiben!" Hier sprach nicht nur der Chirurg, sondern auch der Arzt.

Zu den herausragenden wissenschaftspolitischen Verdiensten zählt der von Ihnen maßgeblich initiierte und vorangetriebene Ausbau des Tumorzentrums Heidelberg-Mannheim zu einem Transplantationszentrum und zu einem Zentrum in der Chirurgischen Therapie chronisch entzündlicher Darmerkrankungen. Dabei haben Sie die Landesregierung überzeugt, dieses Zentrum hier in Heidelberg zu gründen. Hierfür muss Ihnen die Heidelberger Wissenschaft besonders dankbar sein. Ebenso möchte ich erwähnen, dass Ihre Begründung des Kooperationsverbundes zwischen dem Deutschen Krebsforschungszentrum und dem Institut für Immunologie mit dem Schwerpunkt der molekularbiologischen Forschung auf dem Gebiet der chirurgischen Diagnostik und Therapie Maßstäbe gesetzt hat.

Ich könnte hier noch sehr viel über Ihr Leben als Wissenschaftler und Ihre Erfolge sprechen. Nur einen weiteren Punkt möchte ich noch erwähnen. Sie haben sich sehr intensiv für die internationalen Beziehungen der Heidelberger Chirurgen zur Medizin in anderen Ländern eingesetzt. Hier erinnere ich an die vielen Chirurgen, die am Massachusetts General Hospital in Boston unter Andrew Warshaw Erfahrungen an einem Spitzenplatz der Chirurgie sammeln konnten. Und auch mit dem Projekt Alumni Med. Life, einem virtuellen Weiterbildungsforum von Medizinern im Internet, haben Sie die Chance ergriffen, das chirurgische Wissen Ihrer und anderer Kliniken mit dem modernen Medium Internet in die entlegensten Winkel der Welt zu tragen.

Die Zeit verbietet mir, über Ihre vielen Ehrungen, sowie Ihr erhebliches Engagement in nationalen und internationalen Forschungsgremien zu sprechen. Lassen Sie es deshalb bitte mit der Bemerkung bewenden, dass ich Sie in der Reihe der großen Heidelberger Chirurgen v. Chelius, Simon, Czerny, Kirschner und Bauer sehe. Ich beglückwünsche Sie zu Ihrem so überaus erfolgreichen Lebenswerk.

Meine sehr verehrten Damen und Herren,
mehrere Vorträge dieses Symposiums sind der Frage gewidmet, inwiefern sich wissenschaftliche Institutionen, die sich großer Kompetenz und Unabhängigkeit erfreuen, in Deutschland als Berater von Politik und Wirtschaft definieren und einbringen wollen. Würde diese Frage in den Vereinigten Staaten für das dortige Wissenschaftssystem gestellt werden, so wäre die Antwort einfach: Es gibt den National Research Council, der

Fragen der Regierung zur Politikberatung entgegennimmt und sie an die National Academies weiterreicht. Diese Akademien, die als National Academy of Sciences, National Instituts of Health, National Academy of Engineering etc. in ihren Reihen sehr große Kompetenz versammeln, entscheiden sodann, ob und in welchem Umfang sie einen Beratungsauftrag entgegennehmen und bearbeiten. Das Beratungsergebnis wird über den National Research Council an die Regierung weitergegeben, um dort als Peer Review große Beachtung zu finden.

In Deutschland ist die Situation viel komplexer und verworrener. Um diese Situation zu verstehen, ist ein Blick auf die Geschichte der Akademien in Deutschland hilfreich.

Die Geburtsstunde der deutschen Akademien liegt im Zeitalter der Aufklärung. Sie wurden als Stätten des Gelehrtendialogs, der unabhängigen Forschung und des Erkenntnisgewinns konzipiert, sollten herausragende Wissenschaftler zum interdisziplinären Gespräch und zu befruchtendem Gedankenaustausch zusammenführen. So formulierte es Gottfried Wilhelm Leibniz mit Blick auf die deutschen Landesfürsten, die im Zuge einer aufklärerischen progressiven Bildungspolitik noch vor 1800 Akademien in Berlin (1700), Göttingen (1751), München (1759) und die kurpfälzische Akademie der Wissenschaften in Mannheim (1763) gründeten. Im 19. Jahrhundert kam dann die Akademie in Leipzig (1846) hinzu, Heidelberg wurde zu Beginn des 20. Jahrhunderts (1909) von einem Industriellen, nämlich Heinrich Lanz, wieder begründet, nachdem die Mannheimer Akademie nach dem Weggang von Carl Theodor nach Bayern verkümmert war. Als neue Akademiegründungen kamen Mainz (1949) und Düsseldorf (1970) hinzu. Ebenso muss auch die nach zehn Jahren wieder aufgelöste Berliner Akademie von (1987) bis (1990) erwähnt werden. Die älteren Akademien hatten häufig den Auftrag, ihre Landesfürsten in Fragen der Wissenschaft und der Wohlfahrt des Landes zu beraten. Noch heute finden sich vergleichbare Bestimmungen in einigen ihrer Satzungen. So ist das föderalistische Prinzip der deutschen Akademien ebenso wie das föderalistische Prinzip der Bildungspolitik sinnfälliges Korrelat deutscher Geschichte.

Zu Beginn dieses Jahrhunderts, als die Academie Francaise ebenso wie die Royal Society bereits fest etabliert waren, kam es in Deutschland zu einer losen interakademischen Vernetzung der deutschsprachigen Akademien. Erst unter dem Druck des Nationalsozialismus wurde sie in den Reichsverband der deutschen Akademien der Wissenschaften überführt. Während die Preussische Akademie nach 1945 in verschiedenen Zwischenschritten zur Akademie der Wissenschaften der DDR mutierte, bildeten die in den westlichen Besatzungszonen und später der Bundesrepublik angesiedelten Akademien einen losen Verbund als Arbeitsgemeinschaft westdeutscher Akademien. Er hat bis heute den Charakter der Arbeitsgemeinschaft erhalten, wenn auch der Name dieses Verbundes mehrfach wechselte und vor kurzem in Union der deutschen Akademien der Wissenschaften überführt wurde. Initiativen der den Naturwissenschaften gewidmeten ältesten Akademie, der international ausgerichteten Leopoldina in Halle, sowie der Berlin-Brandenburgischen Akademie, sich zu einer nationalen Vertretung auszubauen, waren nicht von Erfolg gekrönt.

Auch die Union, der mittlerweile alle deutschen Akademien der Wissenschaften bis auf die Leopoldina angehören, kann die Rolle der Nationalakademie nicht einnehmen. Das nimmt nicht wunder, bedenkt man, dass ein loser Verbund von Landesakademien in einer Arbeitsgemeinschaft ohne Abstimmung nicht als politisch gewichtiges Gremium nach außen auftreten kann. Hierzu wäre ein intensiver wissenschaftlicher Austausch zwischen den Mitgliedern und den Forschungsstellen notwendig. Stärkere Zusammenarbeit und gemeinsame politische Ziele sind Grundvoraussetzung einer Neuorientierung. Zudem ist eine stärkere Öffnung nach außen notwendig, um hochqualifizierte Wissenschaftler für die Arbeit in den Akademien zu gewinnen. Mehr Zusammenarbeit, sowie die Formulierung gemeinsamer wissenschaftlicher und auch politischer Ziele ist die Grundvoraussetzung für die Neuorientierung der Akademie. Die gegenwärtigen Defizite der deutschen Akademien sind, meine sehr verehrten Damen und Herren, bereits erkannt, der Ausbau eines interakademischen Netzwerks ist beschlossen, ohne zunächst die Unabhängigkeit der regionalen Sozietäten über Bord zu werfen. In Zukunft werden die Forschungsprojekte der Akademien einer rigorosen Erfolgskontrolle unterworfen werden. Nur sie kann die Qualität unserer vor allem kulturerhaltenden Forschung auch in Zukunft sicherstellen.

Ich komme auf die eingangs angesprochene Frage zurück, inwiefern sich die Akademien gemeinsam als national ausgerichteter unabhängiger Berater und Dialogpartner für Politik und Gesellschaft zur Verfügung stellen können. Diesem öffentlichen Postulat wollen sich die Akademien keineswegs verschließen. Über den Modus, wie eine solche Beratung zustande kommen soll, divergieren die Auffassungen in Politik, Gesellschaft und Wissenschaft, ebenso wie über die Frage, wie diese Unabhängigkeit im Sinne einer Peer Review garantiert und die Signifikanz eines potentiellen Beratungsgegenstandes beurteilt werden kann. Ob die Ökologie des Remstals erforscht werden soll, ob die Bioinformatik stärker ausgebaut werden muss, oder eine neue Großforschungsanlage in einem der bestehenden Zentren errichtet werden soll, können die Akademien nicht sehr differenziert beurteilen. Kompetente Forschungsausschüsse des Bundes und des Landes könnten sich dieser Frage sicherlich in weit befriedigender Weise annehmen. Allerdings sollte auch hier sehr sorgfältig darauf geachtet werden, dass wissenschaftliche Kompetenz und Unabhängigkeit die Zusammensetzung der Ausschüsse bestimmen und diese nicht von politischen ad hoc-Entscheidungen abhängig ist.

Die Akademien sind geeignet, aktuelle Fragen der Wissenschaftspolitik, vor allem langfristiger Art, im interdisziplinären Rahmen zu behandeln. Fragen zur Reformation des Bildungssystems, zum Zusammenwirken der Universitäten und Fachhochschulen in wissenschaftlicher Bildung und beruflicher Ausbildung, zu den Prioritäten in der Forschung sowie zu den wissenschaftsbezogenen Entwicklungsplänen der Länder gehören in ihren Kompetenzbereich. Dabei ist es notwendig, sich auch die Kenntnisse und Erfahrungen derjenigen Forscher und Wissenschaftler zugänglich zu machen, die keine Mitglieder einer Akademie sind. Die Begrenzung auf einen engen Mitgliederkreis derAkademien hat zwar historische Gründe und kann einer intensiven Diskussion in überschaubarer Runde Vorschub leisten. Sie hat allerdings den Nachteil, dass sie einige Fachgebiete mit ihren Anliegen und Desideraten nicht ausreichend berücksichtigt. Diesem Mangel müssen die Akademien durch Miteinbeziehung externer Fachleute kompensieren.

Zum Schluss will ich die Frage aufwerfen, inwiefern die bisherigen bundesweit vorhandenen wissenschaftlichen Einrichtungen für politikberatende Funktionen herangezogen werden können. Die Großforschungseinrichtungen ebenso wie die Max-Planck-Institute und die Institute der Leibniz-Gesellschaft haben klar formulierte Forschungsziele. Vornehmlich sind sie medizinisch-technisch-naturwissenschaftlicher oder sozialwissenschaftlicher Art. Die Deutsche Forschungsgemeinschaft, zu deren Satzungsauftrag die Politikberatung zählt, kann diese Aufgabe nur sektoral leisten. An der Einrichtung eines Nationalen Ethikrates und den Empfehlungen der DFG zur Stammzellenforschung wird dies deutlich. Der Wissenschaftsrat hat währenddessen primär die Entwicklung der Hochschulen einschließlich des Hochschulbauförderungsprogramms sowie die Evaluation der Wissenschaftssysteme unter starker Beteiligung der Politik der Bundesländer im Auge. Das enger zusammenrückende Netzwerk der Akademien kann in der Tat eine wichtige Aufgabe übernehmen: In völliger Unabhängigkeit von politischer Ideologie und kommerzieller Zielsetzung wertvolle Beratungsarbeit im Dienst von Politik und Gesellschaft zu leisten. Im Gegenzug wünsche ich mir eine politische Kultur und Tradition, die die kritische Auseinandersetzung mit den Ergebnissen ihres Beratungsgremiums nicht scheut, auch wenn die Resultate dieser wissenschaftlichen Arbeit mit den Vorstellungen der politischen Klasse nicht deckungsgleich sein sollten. Will die Bundesrepublik ihre Position als Wissenschaftsstandort verbessern, ist ein neuer Dialog mit der in Zukunft gestärkten Gesamtrepräsentanz der Akademien unerlässlich.

Struktur der außeruniversitären Gesundheitsforschung

Harald zur Hausen, Heidelberg

Herr Präsident,
meine Damen und Herren,

in einem ersten Teil werde ich über die gegenwärtigen Strukturen kurz referieren, im zweiten Teil werde ich dann ein Modell für eine mögliche Gestaltung einer außeruniversitären Gesundheitsforschung vorstellen.

Betrachten wir die außeruniversitäre Gesundheitsforschung, so gibt es nach den Selbstangaben der Beteiligten einen Anteil der Gesundheitsforschung, der in der Helmholtz-Gemeinschaft etwa 16 %, in der Leibniz-Gesellschaft (der früheren „Blauen Liste") etwa 20 %, in der Max-Planck-Gesellschaft etwa 4–5 % der gesamten Forschungsaktivitäten ausmacht. In der Fraunhofer-Gesellschaft ist es nur ein ganz schmaler Randbereich, der faktisch nicht ins Gewicht fällt. Hinzu kommen noch einige Forschungseinrichtungen aus zentraler Landesförderung, so das Zentralinstitut für seelische Gesundheit in Mannheim, und natürlich die Ressortforschungseinrichtungen.

> Außeruniversitäre Gesundheitsforschung gibt es:
> - in der Helmholtz-Gemeinschaft (~16 %)
> - in der Leibniz-Gesellschaft (~20 %)
> - in der Max-Planck-Gesellschaft (~4–5 %)
> - in der Fraunhofer-Gesellschaft (<3 %)
> - hinzu kommen einige Einrichtungen in unmittelbarer Landesförderung und die Ressortforschungseinrichtungen des Bundes

Im Auftrag des BMFT haben wir Zahlen für die Jahre 1992 und 1999 erstellt (Tabelle 1), die belegen, daß sich der Anteil der außeruniversitären Gesundheitsforschung in den vergangenen Jahren nicht sehr verändert hat. Man kann hieraus die Aussage treffen, daß in allen außeruniversitären Organisationsformen die Gesundheitsforschung eher marginal ver-

Tabelle 1. Finanzierung der außeruniversitären Gesundheitsforschung in Deutschland [1992 und 1999]

Organisation	Jahresbudget für Biomedizin	Anteil am Gesamtbudget
Helmholtz-Gemeinschaft (10)	DM 401 Mio. (524 Mio.)	~13 % (12,8 %)
Leibniz-Gesellschaft (13)	DM 198 Mio. (330 Mio.)	15–20 % (19,6 %)
Max-Planck-Gesellschaft (11)	DM 72 Mio. (143 Mio.)	~5 % (6,1 %)
Fraunhofer-Gesellschaft (5)	DM 25 Mio.	<5 % (<5 %)

Bei der Organisation geben die Zahlen in Klammern die Anzahl der Einrichtungen wieder, die an der Gesundheitsforschung beteiligt sind. Beim Budget kennzeichnen die Klammern die Werte für das Jahr 1999. Die Zahlen beruhen auf Selbstangaben der beteiligten Institutionen.

treten ist und nicht im Zentrum der Aktivitäten steht. Das Gesamtfördervolumen liegt derzeit bei etwa 1 Mrd. DM pro Jahr. Das entspricht ungefähr dem Jahres-Finanzbedarf einer großen Medizinischen Fakultät einschließlich ihrer Klinika.

Wo besteht überhaupt Bedarf für außeruniversitäre Gesundheitsforschung?

Diese Frage wird sehr häufig diskutiert. In der problembezogenen Ressortforschung, d. h. der Arzneimittelüberwachung, der Lebensmittel- und Infektionskontrolle, sofern sie im wesentlichen durch das BMG überwacht wird, gibt es erkennbaren Bedarf.

Bedarf besteht in Bereichen von hoher gesundheitspolitischer Relevanz und hoher Komplexität, die interdisziplinäre Forschungsansätze erfordern. Dies gilt für die Herz-Kreislauf-Forschung, die Krebsforschung, die Alterungsforschung und zum Beispiel auch für die Erforschung psychischer Erkrankungen. Dies sind Bereiche, die in einem komplexen Zusammenspiel besonders erfolgreich bearbeitet werden können.

Weiterhin gibt es Bereiche, für die ein sehr hoher Spezialisierungsgrad erforderlich ist. Dazu zähle ich z. B. die Tropenmedizin, für die ein klarer Bedarf besteht, sie als außeruniversitäre Gesundheitsforschung zu organisieren.

Die Aufgabenstellung der außeruniversitären Gesundheitsforschung unterscheidet sich somit deutlich vom universitären Bereich. Für die verschiedenen Organisationen gibt es einige Spezifika. So ist die Tätigkeit der Helmholtz-Gemeinschaft durch die Bearbeitung komplexer Forschungsthemen mit interdisziplinärer Zusammenarbeit gekennzeichnet. In der Leibniz-Gesellschaft werden ähnliche Aufgabenstellungen, jedoch in einem kleineren Rahmen und mit einem anderen Finanzierungsmodus bearbeitet. Die Großforschungseinrichtungen werden in einem Verhältnis von 90:10 von Bund und Land, die Leibniz-Gesellschaft dagegen zu 50:50 von Bund und Land finanziert. Die Max-Planck-Gesellschaft beschränkt sich auf reine Forschungsaufgaben. In der Ressortforschung gilt der unmittelbare Auftrag der Ministerien.

Die außeruniversitären Einrichtungen der Gesundheitsforschung haben in den vergangenen 2 Jahrzehnten sowohl qualitativ als auch durch den Aufbau flexibler Forschungsstrukturen einen beträchtlichen Aufschwung erfahren. Das läßt sich an Zahlen belegen, denn eine ganze Reihe dieser Einrichtungen sind einem sehr intensiven Evaluationsprinzip unterworfen. Auch sind auf der Basis solcher Evaluationen Abteilungen und Bereiche innerhalb solcher Einrichtungen geschlossen oder durch Neuberufungen anders ausgerichtet worden.

Dazu zählt auch, daß mit den Universitäten eine beträchtliche Interaktion bezüglich der Berufung auf C3- oder C4-Stellen aus diesen Einrichtungen in die Universitäten besteht. Ich nenne stellvertretend die Zahl für das DKFZ, aus dem es in den letzten 10 Jahren etwa 50 Berufungen gab, darunter 27 C4-Professoren, die an Universitäten berufen wurden. Das ist ein nicht unbeträchtlicher Flux, gleichzeitig findet ein solcher Austausch auch durch Berufungen aus den Universitäten in die Großforschungseinrichtungen statt. Man kann die Qualitätsparameter der außeruniversitären Gesundheitsforschung auch auf Basis der Publikations- und Zitationszahlen belegen. Zwei der Großforschungseinrichtungen nehmen auf dem Gebiet der Molekularbiologie für Deutschland Platz 2 und Platz 5 ein (Tabelle 2). Bereits 1992 hatte eine ähnliche Studie ergeben, daß Großforschungseinrichtungen auch im internationalen Vergleich einen guten Platz einnehmen. Insgesamt läßt sich feststellen, daß die Qualität in diesen Einrichtungen beträchtlich gestiegen ist.

Tabelle 2. „Essential Science Indicators", Infobase 2001, Frankfurt, Deutschland (Nancy K. Bayers, Contract Research Representative, nancy.bayers@isinet.com)

Rankings in Molecular Biology		
Rank	Citations	Cites/paper
1 EMBL	71,729	43,3
2 DKFZ	33,544	29,7
3 U Heidelberg	28,692	27,3
4 MPI Biochemie	27,867	37,2
5 U München	25,225	19,9
6 U Würzburg	13,497	15,5
7 Max Delbrück Ctr	13,064	27,0
8 U Köln	12,641	21,7
9 U Marburg	11,780	18,9
10 MPI Entwicklungsbiol	10,784	19,7

Source: ISI National Citation Report

Was fehlt in der außeruniversitären Gesundheitsforschung?

Es fehlt eine einheitliche Organisationsform. In verschiedenen Organisationsformen ist die Gesundheitsforschung nur marginal vertreten. In einer Reihe von Organisationen fehlt eine Fokussierung auf Kernaufgaben, es werden zum Teil breite Spektren mit unterschiedlichen Aspekten bearbeitet. Man kann sich mit Recht fragen, ob es gerechtfertigt ist, daß z. B. in der Angiogeneseforschung, der Herz-Kreislauf-Forschung, der Krebsforschung ähnliche Aspekte in unterschiedlichen Einrichtungen, die aber letztlich vom gleichen Finanzierungsträger alimentiert werden, bearbeitet werden. Eine einheitliche Repräsentanz fehlt weitgehend sowohl im nationalen und internationalen, vor allem aber im europäischen Rahmen. Wir werden derzeit im Bereich der Gesundheitsforschung – das soll kein Vorwurf, sondern nur eine Sachfeststellung sein – im wesentlichen durch die zuständigen Ministerien vertreten, viel weniger durch die eigentlichen aktiven Wissenschaftler. Es fehlt ein zentraler Informationsdienst für gesundheitsrelevante Fragen. Weiterhin fehlt ein einheitliches Konzept zur Verbesserung der klinischen Forschung, die zu großen Teilen – auch innerhalb der gesundheitsforschenden Einrichtungen – wiederum nur sehr marginal vertreten ist. Eine übergeordnete Koordination von Ausrichtungs- und Berufungsfragen wäre ebenfalls besonders wünschenswert.

Um diesen Mängeln abzuhelfen, hatte ich bereits vor zwei Jahren ein Modell vorgeschlagen, welches den angeführten Punkten Rechnung tragen würde. Dieses Modell sieht die Zusammenführung der betreffenden Einrichtungen, die jetzt vor allem im Bereich der Großforschung und der Leibniz-Gesellschaft – der früheren „Blauen Liste" – Gesundheitsforschung betreiben, in einer gemeinsamen Struktur, etwa als Deutsches Zentrum für Gesundheitsforschung vor (Abbildung 1). Das Modell orientiert sich an den National Institutes of Health, dies sollte aber nicht mißverstanden werden, denn es ist nicht der Aufbau einer zusätzlichen Förderorganisation, die das NIH bekanntlich darstellt, geplant. Nach diesem Vorschlag ist aber vorgesehen, einen Präsidenten und einen Senat zu be-

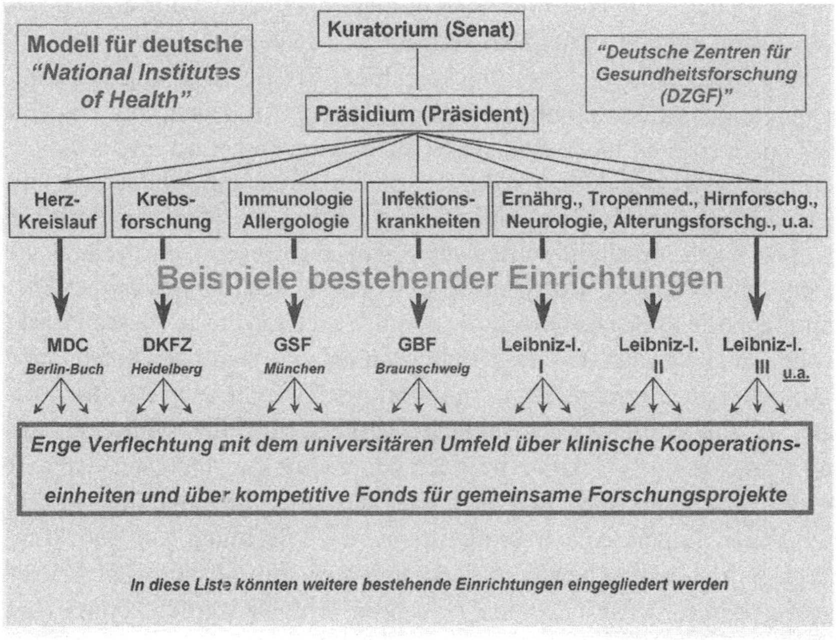

Abb. 1. Vorgeschlagenes Modell für die Struktur der außeruniversitären Gesundheitsforschung

rufen und dabei eine Fokussierung der beteiligten Einrichtungen auf Kernaufgaben vorzuschlagen. Das wäre z. B. im Bereich des Forschungszentrums in Berlin-Buch im wesentlichen die Herz-Kreislauf-Forschung, in Heidelberg die Krebsforschung, in der Gesellschaft für Strahlenforschung in München möglicherweise die Allergieforschung u. ä. Auch die im Schema angeführten Bezeichnungen sind nur als Modell angedacht, nicht als feststehende Termini.

Ein wesentlicher Punkt eines solchen Modells wäre, daß noch zwei Aspekte hinzukämen. Zum einen sollten neben der Fokussierung auf Kernaufgaben auch Querschnittsthemen gemeinsam und organisationsübergreifend bearbeitet werden. Es wäre eine Aufgabe der Leitungsstrukturen, solche Querschnittsthemen zu definieren, wie z. B. die Alterungsforschung und die funktionelle Genomanalyse. Weiterhin könnte eine enge Verflechtung mit dem universitären Umfeld über klinische Kooperationen und über kompetitive Forschungsprojekte geschaffen werden. Das wäre ein großer Vorteil, denn im Augenblick ist die Beteiligung der Großforschungseinrichtungen und der Leibniz-Institute an Forschungsaufgaben der benachbarten Universitäten zwar deutlich besser als noch vor wenigen Jahren. Sie läßt aber noch immer zu wünschen übrig, auch was z. B. die Beteiligung an der Lehre angeht.

Eine wesentliche Verbesserung kann hier über die Schaffung von klinischen Kooperationseinheiten erreicht werden. Wir haben vor längerer Zeit einen solchen Modellversuch in Heidelberg begonnen und 5 Kooperationseinheiten eingerichtet, die als Abteilungen in einer Universitätsklinik als klinische Abteilung eingerichtet wurden. Die Wissenschaftler in der jeweiligen Abteilung werden von Medizinern geleitet, die die Aufgabe haben, den Transfer der Grundlagen- oder klinisch-angewandten Forschung in die klinische Forschung deutlich zu erleichtern. Dieses Projekt ist in den letzten Jahren erfolgreich gelaufen, drei Leiter der Abteilungen sind inzwischen erfolgreich auf universitäre C4-Positionen berufen worden, so daß damit eine wesentliche Verbesserung der klinischen Zusammenarbeit zu konstatieren ist. Ich könnte mir gut vorstellen, daß eine Ausweitung dieses Konzeptes auch über andere der hier angeführten Einrichtungen hinaus eine wesentlich engere Verflechtung mit den klinischen Einrichtungen bewirken und somit auch ein substantieller Beitrag zur Verbesserung der klinischen Forschung erbracht werden könnte. Hier könnten sich auch weitere Forschungseinrichtungen, wie Landesinstitute, die im Augenblick ausschließlich durch Landesmittel gefördert werden, mit einbringen. Ich habe dieses Modell dem Wissenschaftsrat und den

Ministerien vorstellen können, es hat eine gewisse Resonanz gefunden, doch zur Zeit fehlt noch der Mut zu einem großen Schritt.

Welche Aufgaben sollte der Präsident dieses Modells eines „Deutschen Zentrums für Gesundheitsforschung" haben?

Der Präsident müßte die Bewertung der wissenschaftlichen Effizienz der beteiligten Einrichtungen über internationale Begehungen gemeinsam mit dem Senat regulieren, er müßte den Forschungsetat aushandeln, Vorschläge an den Senat zur Mittelvergabe machen und Ausschreibungen zur Verteilung eines Querschnittsfonds erarbeiten. Er müßte die klinische Kooperation überwachen und er würde ein Mitspracherecht bei der Aufstellung der Ausrichtungsbeschlüsse und bei ihrer Überwachung haben, um Veränderungen über eine längere Phase zu begleiten.

Die vorgeschlagene Neustrukturierung sollte eine Präsidialleitung mit Senat beinhalten, sie sollte aber auch durch die kombinierten Begutachtungsverfahren, die unter gleichartig harten, international definierten Kriterien durchgeführt werden, eine wissenschaftliche Effizienzsteigerung bewirken. Sie sollte zu einer Stärkung der klinischen Forschung führen. Es sollte eine zentrale Informationsübermittlung möglich werden, Querschnittsthemen sollten vernetzt werden. Es wäre zudem eine kostenneutrale Lösung, theoretisch wäre sogar eine Verbilligung durch die Neustrukturierung und Zusammenlegung zentraler Bereiche möglich.

What Makes Academic Surgery Thrive?

Andrew L. Warshaw, Boston

The assignment to analyze and describe the requirements for success in academic surgery is daunting. It presumes both that there are reliable factors and that I have anything worthwhile to say on the subject. I can only give a very personal view, perhaps no more accurate or complete than the proverbial blind man attempting to describe an elephant from his singular limited perspective.

My perspective derives from experience at the Massachusetts General Hospital, at which I head a department comprising nine divisions – general/gastrointestinal, trauma/burns, plastic/reconstructive, transplantation, pediatric, cardiac, thoracic, vascular, and oncologic surgery. I am responsible for the success of 68 full-time surgeons, 80 full-time investigators, 72 surgical residents, 8 clinical fellows, and 134 research fellows. We perform 16,000 operations per year and have an annual budget of 55 million dollars, of which 20 million is for research. Our missions are to deliver the best possible patient care, to develop new knowledge (basic science discovery, translation to the bedside, refining best practices), train the next generation, and communicate what we learn to the surgical world.

The academic surgeon is a product of both his own nature and nurture by the environment in which he works. There must be an inborn desire to discover and educate, but also a sense of priority, which may demand a sacrifice of other rewards, financial, leisure activities and perhaps time with family. He will need role models and a mentor who is committed to his success. The incentive to succeed should be fed by the possibility of recognition, room to grow, and the opportunity for ultimate independence. Motivation will grow with achievement; but the expectations, his own and of him, must be realistic: the „triple threat“ of previous generations, the expert clinical surgeon who could also be a serious scientist and teacher, has become a rarity today: each of the components has become increasingly complex, demanding and time-consuming. Realism dictates that most of us will concentrate on one aspect of academic activity, perhaps two, and devote less energy to others. The integrated product of the group (division, department, institution), not the individual, will produce the completed enterprise.

In particular the nature of scientific research today requires nearly full-time attention. Both the pace of new discovery and of the development of new methods to discover have challenged the ability of those without a Ph.D. or its equivalent to compete, especially in the basic sciences of genetics, genomics, and molecular biology, which have overwhelmed the traditional surgical sciences. Surgeons wishing to work in these fields must often rely on collaboration across disciplines and departments and accept a lesser or adjunctive role in the project. Nonetheless, the ideas of surgeons may be better grounded in the needs of the real world, and the surgeon's contribution may be vital for translation to the bedside. The strategist allocating resources must also be careful not to focus too heavily on big research but to allow the „thousand flowers" of smaller projects and new ideas to have a place. Over-commitment of space and resources to certain projects which are the attraction of the moment miss the next wave. The enterprise should be responsive to change.

Supporting surgical research is a challenge for the department leader. Young surgical investigators in particular must be given protected time, freed of clinical duties. Their financial compensation, until their work matures sufficiently to achieve grant support, will have to be derived from contributions from the institution, industry, and, when possible, from endowments and philanthropy.

The role of the Department Chair is that of the team-builder. He defines the goals, creates excitement, and builds the critical mass of players and resources. He is the cheerleader, facilitator and ombudsman. Whereas he may have once been the first violinist for the orchestra, he is now its conductor, encouraging the soloists and synthesizing the music of others.

The ability to balance different contributions and to value each is critical to the success of the modern surgical department. Those who concentrate their energies on patient care, teaching, research, or the administrative burdens of the department must all receive rewards and approval equivalent enough to promote the team spirit and avoid jealousy. Changing lifestyles – gender issues, two-surgeon families with children, desire for more structured workdays – demand attention. While sharing the financial rewards is particularly challenging in our circumstances, in which entrepreneurial private practitioners compete with salaried academic surgeons, development and acceptance of a common vision is key.

The practice of surgery itself is changing. The general surgeon is gradually being replaced (usurped?) by gastrointestinal, HPB, and colorectal surgeons or by surgical oncologists. Training in surgery is increasingly moving toward specialization, with resultant shortened training periods for basic general surgery and then advanced training in narrowly defined subspecialties. The curriculum is gradually being broadened to include resource management, practice management, and ethics, among others.

It is our philosophy that surgical residents should be encouraged, but not required, to spend two years in full-time research in order to assess their own potential, learn scientific discipline, and build towards a future career. We provide the opportunity to all and about 90% seize it. They are supported by endowed fellowships, grants, and clinical funds. The success of the program perhaps is indicated by the fact that 80% of our residents are motivated to remain in academic careers.

In my view, success in surgical research can be measured on scales of relevance, innovation rather than repetition, and impact for change, and quality rather than quantity. Although luck certainly plays a part, taking advantage of the breaks is what turns luck into gold.

I have been very lucky. When I first joined the faculty at the Massachusetts General Hospital in 1972, few surgeons wanted to deal with the pancreas, in part because there were so few means to understand its pathology or to intervene in its diseases. Within a few years, we had ultrasound, ERCP, percutaneous aspiration sampling, CT, stenting, endoscopic ultrasound, MR, and MRCP. Coincidentally, a cadre of young surgeons (including Ranson, Cameron, Beger, Reber, Bradley, myself, and others) grew interested in the pancreas, began to study it in the clinic and in the lab, and to clear away some of the mysteries. Pancreatic operations began to concentrate in fewer centers, and, treatment outcomes improved substantially. In the decade between 1990 and 2000 the number of pancreatic resections performed at the Massachusetts General Hospital increased from 40/year to 150/year. Mortality for pancreaticoduodenectomy across the United States fell from 25% in 1975 to less than 3% presently at high-volume centers (while remaining much greater, often in excess of 15%, at low-volume hospitals). The increased experience has allowed us to compile a substantial database for use in outcomes research as well as a tissue bank of pancreatic neoplasms for both clinical and molecular analysis.

Our interest in pancreatic research has attracted fellows from around the world to work on the pathogenetic factors and control mechanisms in animal models of acute pancreatitis and on the molecular genetics of pancreatic cancer and cystic neoplasms. Notably there have been seven superb fellows from Heidelberg over the last 13 years, beginning with Ernst Klar. Their productivity, as represented by national and international presentations and numerous publications, has been mutually beneficial and career-building. Our German „centers of metastasis" (current Universities at which these surgeons now serve) include Hamburg, Kiel, Berlin and Munich in addition to the Heidelberg cluster.

The MGH Department of Surgery has many other established and growing areas of research interest, including tissue engineering, development of minimally invasive technologies, induction of transplantation tolerance and xenotransplantation, the molecular basis for surgical diseases, and multidisciplinary programs in vascular disease, trauma, and obesity. The common thread for these and others is a focus on the program, bringing together the effort of surgeons and physicians from multiple departments. The traditional silo mentality is rapidly being replaced by collaborative investigation: teams without chauvinistic departmental attachment.

For academic surgery to thrive in the future we need changes in our former paradigms: we must recognize that basic science is not for every surgeon but for the select few who will devote substantial, even majority, effort to it. There will be a greater focus on clinical research, including the efficient use of resources, and a shift from retrospective to prospective, evidence-based studies, evaluating quality and costs, not just mortality and other simplistic outcomes. The success of an academic department can be measured by its provision of optimum patient care while building the team to push out the envelope of knowledge ... and being able to pay for it.

The bridge between the Departments of Surgery in Heidelberg and Boston has met all of those criteria. Together our team has grown, discovered, published, and laid the cornerstones for academic surgical careers. The friendships that have flowered and continue are one more measure of our thriving together.

Thank you, Christian Herfarth, for helping to make it all happen.

Moderne klinische Forschung im Zeitalter der DRGs: Klinikstrukturen der Zukunft

J. RÜDIGER SIEWERT und MARTIN SIESS, München

Bevor wir über die klinische Forschung der Zukunft diskutieren können und bevor wir über den Einfluss der sich neu entwickelnden Klinikstrukturen – geprägt von neuen Entgeltsystemen und moderner Informationstechnologie – auf diese klinische Forschung nachdenken können, ist zunächst ein Blick auf die IST-Situation notwendig. Liest man die Stellungnahmen wichtiger Funktionsträger in Deutschland zu diesem Thema, fällt zuerst die immer wieder gemachte Aussage auf, dass die klinische Forschung in Deutschland schlecht ist. (WMFT 2001). Diese Aussage wird so penetrant wiederholt, dass der Verdacht entsteht, es handelt sich hier wohl eher um ein Vorurteil als um ein belegtes Urteil. Viele Fortschritte, wie z. B. die Entwicklung der Minimal-Invasiven Chirurgie oder der modernen Osteosynthese stammen aus Deutschland und gelten weltweit als deutscher Beitrag zur klinischen Forschung. Das Vorurteil, klinische Forschung sei schlecht, stammt wohl eher daher, dass Grundlagenforscher die klinische Forschung als Hobby-Forschung von Klinikern und wiederum in der Krankenversorgung tätige Kliniker die klinische Forschung als der Patientenversorgung wenig zuträgliche Grundlagenforschung ansehen. Diese Zwitterstellung der klinischen Forschung zwischen Grundlagenforschung und Krankenversorgung ist das eigentliche Problem. Will man Kritik üben, bedarf es einer sorgfältigeren Analyse.

Definitionen

Alle Bewertungen der klinischen Forschung sind dadurch erschwert, dass eine akzeptierte Definition für klinische Forschung nicht vorliegt. Der Wissenschaftsrat hat z. B. 1986 wie folgt definiert:

„Klinische Forschung umfasst in einem weiteren Sinne alle Formen der Erforschung von Ursachen, Entstehung und Verlauf von Krankheiten,

sowie die wissenschaftliche Beschäftigung mit ihrer Erkennung und Behandlung."

Eine so breite und so wenig präzise Definition ist wenig hilfreich.

Die Deutsche Forschungsgemeinschaft hat in ihrer 1999 veröffentlichten Denkschrift die klinische Forschung in drei verschiedene Bereiche aufgeteilt und somit eine Definition durch Differenzierung versucht:

- Einmal in die *grundlagenorientierte* Forschung, die Erkenntnisgewinn in biologischen Systemen via Molekularbiologie, Genetik, Biochemie oder Immunologie anstrebt.
- Zum anderen, die eigentliche *krankheitsorientierte* Forschung, die häufig an Modellsystemen, z. B. an Tierversuchen oder *In-vitro*-Systemen Erkenntnisgewinn anstrebt.
- Schließlich als wohl typischste Form der klinischen Forschung die *patientenorientierte* Forschung. Hier wird am und mit den Patienten zu seinem Wohle geforscht. In dieser Kategorie gehören auch die klinischen Studien, aber auch epidemiologische Studien oder Fallkontrollstudien.

Überdenkt man die IST-Situation auf dem Boden dieser letztgenannten Definition, so kommt man zu der Überzeugung, dass die grundlagenorientierte und die krankheitsorientierte klinische Forschung durchaus internationalen Standard haben, dass aber die patientenorientierte Forschung möglicherweise Mängel aufweist und dem Vergleich zur internationalen Forschung –insbesondere im Hinblick auf klinische Studien – nicht standhält (Zitat aus „*Der Chirurg*").

Übt man Kritik so sollte man es präzise tun.

Diese Situation muss im Zusammenhang mit den Strukturen unserer Universitätskliniken gesehen werden – denn hier wird der Grossteil der klinischen Forschung erbracht. Überlegungen zur Weiterentwicklung der klinischen Forschung unter Berücksichtigung der sich ändernden Klinikstrukturen erscheinen deshalb sinnvoll und wichtig. Die IST-Situation der Kliniken ist derzeit eher als egozentrisch, sich abschottend zu sehen. Einen Zwang zur Zusammenarbeit mit anderen Kliniken gibt es nicht; man öffnet sich lieber nach international als national. Konkurrenz belebt das Geschäft, nicht die Einordnung unter gemeinsame Ziele.

Außerdem muss man sehen, dass die klinische Forschung in Deutschland sich – wie bereits eingangs bemerkt – in einer Zwittersituation befindet. Klinische Forschung bedarf des Zugangs zur grundlagenorientierten Forschung und der Unterstützung durch grundlagenorientierte Forschung. Akzeptiert man diese notwendigerweise enge Verbindung, wird sofort ein Strukturproblem an deutschen Universitäten klar; grundlagenorientierte, theoretische, medizinische Institute werden häufig in einem anderen Haushaltskapitel geführt oder zumindest in einer anderen Budget-Struktur als die Kliniken. Der Landeszuschuss der deutschen Bundesländer wird an das Universitätsklinikum gezahlt, nicht an die theoretischen Institute – zumindest in Bayern. Mittelflüsse zwischen den einzelnen Kapiteln sind schwierig, eine Verbundforschung damit oft organisatorisch schwierig.

Eine ähnlich enge Vernetzung besteht auf der anderen Seite zwischen der klinischen Forschung und der Krankenversorgung. Ein niemals ganz heraus lösbarer Anteil der klinischen Forschung wird bislang über die Krankenversorgung finanziert. Diese Gemengelage ist nicht auflösbar, weil eine Trennung von Aspekten der klinischen Forschung auf der einen Seite und der Krankenversorgung auf der anderen Seite nicht in jedem Einzelfall klar möglich ist. Hier besteht eine permanente Grauzone. Bislang wird diese Grauzone von den Trägern der Krankenversorgung stillschweigend akzeptiert, nicht mehr aber in der Zukunft. Nicht zuletzt deswegen wird die klinische Forschung durch den Strukturwandel der Kliniken – vor allem durch die Einführung neuer Entgeltsysteme (DRGs) – nachhaltig beeinflusst werden.

Bedeutung der klinischen Forschung für Universitätskliniken

Bevor ich diese Frage weiter analysiere, möchte ich die Unverzichtbarkeit der klinischen Forschung für die Universitätskliniken betonen, um von Anfang an einer theoretisch denkbaren Trennung von Krankenversorgung und klinischer Forschung entgegen zu treten. Warum ist klinische Forschung für die Universitätskliniken so unverzichtbar? Zum einen ist sie der Garant für jeden Fortschritt in der Medizin und damit auch der Fortschritt in der Krankenversorgung. Sie muss als Spezifikum oder geradezu als Legitimierung einer Universitätsklinik verstanden werden. Ohne klinische Forschung ist eine Universitätsklinik nicht mehr von anderen kommunalen Maximalversorgern zu unterscheiden. Im Existenzkampf der Universitätskliniken überhaupt und im Konkurrenzkampf der Universitätskliniken untereinander ist sie mit Recht entscheidendes Qualitätsmerkmal. Schließlich ist sie auch eine wichtige Erwerbsquelle für Universitätskliniken und dient der Verbesserung der Infrastruktur der Universitätskliniken. Erfolge in der klinischen Forschung sind zudem von Vorteil im Umverteilungskampf der Landeszuschüsse unter den Universitätskliniken eines Bundeslandes.

Ohne jeden Zweifel: Klinische Forschung ist für eine Universitätsklinik unverzichtbar, genauso wie auch die Lehre. Nur eine erfolgreiche klinische Forschung wird die Zukunft und den Bestand der jeweiligen Universitätskliniken sichern. Ohne klinische Forschung wird die Universitätsklinik bestenfalls zur Fachhochschule für Medizin.

Finanzierung der klinischen Forschung

Für weitere Überlegungen ist es wichtig sich zu erinnern, wie klinische Forschung in Deutschland finanziert wird. Zum einen über den sogenannten Landeszuschuss aus den verschiedenen Bundesländern, formell für Forschung und Lehre zugewiesen, de facto aber als Ausgleich für alle Unkosten, die den Kliniken entstehen soweit sie nicht über die Entgelte aus der Krankenversorgung gedeckt sind. Immerhin stehen hierfür 8 Milliarden DM pro Jahr in Deutschland zur Verfügung. Eine weitere wesentliche Einnahmequelle sind sogenannte gutachtergeprüfte Drittmittel, die in erster Linie von der Deutschen Forschungsgemeinschaft und von anderen Forschungsstiftungen, aber auch von industriell gestützten Stiftungen gegeben werden. Auf diesem Weg werden noch einmal 2,5 Milliarden für klinische Forschung verteilt. Daneben gibt es sogenannte unkonventionelle Drittmittel, die in der Regel nicht von Gutachtern geprüft sind und aus den verschiedensten Quellen stammen können. Im Existenzkampf der Universitätskliniken wird man aber in Zukunft auch über die Erschließung neuer Einnahmequellen nachdenken müssen. Diese Entwicklung zeigt sich auch in vielen anderen Bereichen der Gesellschaft (z. B. Bayern München), d.h. die Universitätskliniken der Zukunft müssen sich einen „zweiten Mantel" zulegen, der für unkonventionelle und neue Einnahmequellen sorgt. Eine wesentliche neue Einnahmequelle könnte im Zeitalter der globalen Netze der Verkauf vom medizinischem Know-How und medizinischen Dienstleistungen an Dritte, z. B. an umliegende kommunale Häuser, sein. Die Zukunft der meisten Krankenhäuser wird nicht mehr durch Eigentum vom medizinischem Know-How oder medizinischen Equipment geprägt sein, sondern vom Access zum Know-How und zum medizinischem Equipment, z. B. der Universitätskliniken. Dies sind die Rahmenbedingungen von denen unsere Überlegungen über eine künftige Struktur der klinischen Forschung ausgehen müssen.

Klinische Forschung muss also im Spannungsfeld zwischen Grundlagenforschung und Krankenversorgung gesehen werden. Beide Bereiche ändern sich zur Zeit rasant und schaffen damit Probleme auch für die klinische Forschung.

Derzeitige Probleme der grundlagenorientierten Forschung

Lassen Sie mich zunächst die *aktuellen Probleme der grundlagenorientierten Forschung* aufzeigen. Die Grundlagenforschung spielt sich in unserem Jahrzehnt mehr und mehr auf der subzellulären Ebene ab und ist von genetischer bzw. molekularer Methodik dominiert. Diese Methodik ist weitaus schwieriger und differenzierter als die klassischen Forschungsmethoden noch meiner Generation. Sie erfordert die hauptamtliche Einbindung von Methodenspezialisten, seien es Naturwissenschaftler oder Ärzte. Kaum noch kann diese molekulare Methodik im Nebenschluss oder als Feierabendforschung betrieben werden. Die Einbindung von Methodenspezialisten ist also ein Gebot der Stunde und ist schon vor Jahren durch die sog. klinischen Forschergruppen der DFG in Deutschland versucht worden.

Man muss weiter sehen, dass die Qualitätskontrolle dieser grundlagenorientierten Forschung für den Kliniker immer schwieriger wird. Laborergebnisse müssen von Klinikern häufig geglaubt werden, oder sie bedürfen einer sehr aufwendigen, zeitraubenden und spezielle Kenntnisse erfordernden Überprüfung. Wie schwer diese Qualitätskontrolle ist, zeigen die bestürzenden Fälle von Wissenschaftsbetrug in der jüngsten Vergangenheit. Daraus resultiert, dass eine Institutionalisierung und Professionalisierung der klinischen Forschung zumindest in Hinblick auf die Methodik, nicht unbedingt in Hinblick auf die Fragestellung, notwendig wird. Die Deutsche Forschungsgemeinschaft hat über dieses Problem intensiv nachgedacht und hat dafür weniger gute aber auch gute Lösungsvorschläge gemacht. Für Kliniken irreal erscheint die vorgeschlagene sog. „Tandem-Lösung", die praktisch zu einer Verdopplung der Fakultäten führen würde und geeignet ist die gestrigen Fächerstrukturen der Kliniken zu zementieren. Gestrig deshalb, weil sich in Zukunft die Fächerstrukturen der Kliniken in Richtung auf krankheits- oder problemorientierte Zentren auflösen werden. Konsequenterweise wird sich auch die klinische Forschung diesem Strukturwandel anpassen müssen.

Weiterführend ist da eher die Einrichtung von sogenannten Forschungsassistentenstellen, die eine spezielle Ausbildung zur Forschung (sogenannte Forschungscurriculum) gewähren und die dann später ausreichend Zeit für die klinische Forschung neben der klinischen Arbeit zur Verfügung stellen. Eine methodische Anleitung und Überwachung muss interdisziplinär erfolgen.

Probleme als Folge neuer Entgeltsysteme

Welche Probleme entstehen für die klinische Forschung, insbesondere für die patientenorientierte Forschung, durch die Einführung der neuen Entgeltsysteme (DRGs)?

Ins Auge fällt sofort der Wegfall der sog. Finanzierungsflexibilität, d. h. der Möglichkeit den aufgezeigten Graubereich zwischen klinischer Forschung und Krankenversorgung, z. B. durch Verlängerung der Liegezeiten, zu finanzieren. Die Entgelte sind in Zukunft pro Fall fixiert und lassen keine Flexibilität mehr zu.

Ferner muss man sehen, dass die DRG-Kalkulation retrospektiv und außeruniversitär erfolgt ist, und dass sie ganz eindeutig Innovationen, Therapieoptimierung und klinische Studien, ausgeschlossen hat. Desweiteren sind die Kosten für die ärztliche Weiterbildung nicht beinhaltet, die jetzt schon überwiegend durch die Universitäten erbracht werden müssen. Diese Kosten müssen deshalb dem Landeszuschuss entnommen werden. Insgesamt gilt also, dass der sogenannte Graubereich zwischen klinischer Forschung und Krankenversorgung eindeutig zu Ungunsten der klinischen Forschung verändert werden wird.

Als besonderer Nachteil muss weiter gesehen werden, dass es nicht möglich war spezielle DRGs für Universitätskliniken oder wenigstens für klinische Studien oder klinische Forschung auszuhandeln. Die Ideologie, gleiches Geld für gleiche Leistung, fokussiert alleine auf die Krankenversorgung. Dies hat verhindert – obwohl in der freien Wirtschaft anerkannt – sogenannte „Luxussegmente" zu schaffen, um Fortschritte für die Routine-Therapie zu erarbeiten (s. Reitzle). Der Kampf um diese speziellen universitären DRGs ist zwar noch nicht ganz ausgestanden, aber weitgehend hoffnungslos. Allerdings gilt es natürlich auch Gegenargumente gegen spezielle universitäre DRGs abzuwägen (Verzerrung der Konkurrenz etc.).

Ferner ist zu realisieren, dass die Wirtschaftlichkeit eines Universitätsklinikums immer wichtiger, zugleich aber auch immer schwieriger zu erzielen sein wird. Die notwendige Kodier- oder Dokumentationsqualität für eine optimale Abrechnung der DRGs wird immer mehr ärztliche Kräfte binden, die natürlich indirekt der klinischen Forschung entzogen werden müssen. Schließlich muss realisiert werden, dass Leistung in der Krankenversorgung für die Existenz klinischer Bereiche in Zukunft entscheidend sein wird. Defizitäre Bereiche müssen dann geschlossen werden, unabhängig davon, ob sie von hoher Forschungsrelevanz sind oder nicht.

In diesen Überlegungen überwiegen bislang negative Elemente, die allerdings auch sehr ernsthaft gesehen werden müssen. Dennoch lässt eine objektive Analyse der künftigen Strukturen auch positive Aspekte für die klinische Forschung erkennen. Es wird entscheidend sein diese positiven Aspekte zu nutzen und zum Wohle der klinischen Forschung auszubauen.

Chancen durch neue Entgeltsysteme

Die DRGs sind Entgelte für Diagnosen und nicht primär für medizinische Leistung. Damit werden sie ganz automatisch die derzeit bestehenden starren Fachgrenzen in der Krankenversorgung aufbrechen. Krankheitsorientierte Zentren werden sich bilden. Der interdisziplinäre Dialog wird nicht nur in der Krankenversorgung, sondern auch in der klinischen Forschung stimuliert werden. Krankheitsorientierte Zentren werden konsequenterweise auch die problemorientierte Forschung stimulieren. Nicht nur aus diesen Gründen wird sich die klinische Forschung aus den starren Fachgrenzen lösen, sondern auch weil es darum geht, knapper werdende Forschungsmittel wirtschaftlicher zu nutzen. Dies wird zu einer methodenorientierten Forschungsstruktur führen, die sich am besten in Form von interdisziplinären klinisch-theoretischen Instituten etablieren wird.

Die DRGs werden ferner die Spezialisierung und Konzentration auf Kernkompetenzen in der Krankenversorgung fördern. Klinika ohne eine derartige Profilbildung werden im Konkurrenzkampf nur schwer bestehen können. Universitätskliniken werden dabei am ehesten eine Profilbildung in sog. „Hochpreissegmenten" anstreben. Durch diese Schwerpunktbildung kann aber auch die klinische Forschung gestärkt werden. In den Vereinigten Staaten ist der Begriff des „High-Volume Hospitals" als Qualitätsmerkmal und Zentrum qualifizierter klinischer Forschung bereits unumstritten. Eine Fallzahlsteigerung und Konzentration in der Krankenversorgung wird auch in deutschen Universitätskliniken Qualität und Schwerpunktbildung in der Forschung stärken.

Die patientenorientierte Forschung muss auch deshalb gefördert werden, weil durch die Europäisierung der klinischen Forschung (z. B. in der klinischen Prüfung) eine neue Art des Konkurrenzkampfes unter den Universitätskliniken entstehen wird. Studienzentren, am besten auf privater Ebene, sind eine Möglichkeit der Professionalisierung der patientenorientierten Forschung.

Die Stärkung der Kernkompetenz auf der einen Seite und damit das Abschmelzen nicht so attraktiver Themen auf der anderen Seite wird zu einer klinikübergreifenden, strategischen medizinischen Leistungsplanung und Abstimmung führen. Eine Netzwerkbildung zwischen verschiedenen Universitätskliniken, aber auch zwischen Universitätsklinik und nicht-universitären Krankenhäusern, wird die Zukunft sein.

In dieser Netzwerkbildung werden die Universitätskliniken aber auch als Anbieter von medizinischem „Know-How" über regionale oder globale Netze neues Einkommen erzielen können. Nicht mehr Bevorratung von Eigentum an Wissen oder medizinischer Infrastruktur ist die Zukunft, sondern der Zugang (Access!) zu Wissen und Infrastruktur.

Zusammenfassend darf man voraussehen:

- Die Klinikstrukturen der Zukunft werden gekennzeichnet sein durch die Konzentration auf Kernkompetenzen der einzelnen Universitätskliniken (sog. Profilbildung).
- Der Einfluss der neuen Informationstechnologien macht eine Horizontalvernetzung innerhalb der Klinika möglich und notwendig.
- Die neuen Entgeltsysteme, aber auch der Markt, werden die Schaffung krankheitsorientierter Zentren verlangen.
- Die Stärkung von Kernkompetenzen bedeutet gleichzeitig das Abgeben von Nebenkompetenzen. Dies wiederum macht eine klinikumsübergreifende Vernetzung mit anderen Kliniken notwendig.
- Die klinische Forschung wird sich mehr und mehr an der Kernkompetenz eines Klinikums orientieren müssen. Sie wird künftig problem-

orientiert und nicht mehr fachspezifisch sein (Forschungsschwerpunkte).

- Die zunehmend differenziertere Forschungsmethodik (z. B. in der Molekurbiologie) und die zunehmend erschwerte Qualitätskontrolle der Forschung wird ebenfalls eine methodenorientierte interdisziplinäre Forschungsstruktur erforderlich machen. Nur so kann unter Aufsicht von Methodenspezialisten die Qualität der klinischen Forschung gesichert werden. Die Gründung interdisziplinärer klinischer Forschungsinstitute ist deswegen die Aufgabe der Zukunft. Sie werden durch eine Campus-Bildung zu einer weiteren Stimulation der Forschung führen.
- Schließlich wird sich auch die Lehre problemorientiert umstrukturieren; dies ist ein Anliegen, das von studentischer Seite bereits seit Jahren vorgetragen wird.

The Future of Surgical Research: The Role of the American College of Surgeons Oncology Group

Samuel A. Wells, Jr., Chicago

It is an honor to participate in this symposium honoring Christian Herfarth, one of the great leaders of modern surgery. During his tenure as Chair of the Department of Surgery at the University of Heidelberg, he has become widely recognized as an excellent clinical surgeon and teacher, an accomplished clinical investigator and a statesman for German Surgery. Moreover, he has played a leadership role in international surgery and has been particularly active in associating with surgeons in our country, being an honorary member of both the American College of Surgeons and the American Surgical Association. That so many of his friends and colleagues throughout Europe and the world are in attendance at this important meeting is a testimony to their high regard for him. The University of Heidelberg has benefited from his wise counsel and he has left an indelible mark of accomplishment on this great institution and on German Surgery.

Introduction

It is somewhat difficult to speak with confidence about the future of surgical research, since uncertainties are evident on several fronts. Whether or not industrial societies will be able to continue their generous support of biomedical research is in question, special interest groups are actively opposing legislation on animal experimentation and medical students and surgical house officers in seeking to lead more balanced lives are choosing academic careers less often than did their counterparts ten years ago. On a brighter note, surgeons inherently seem imbued with a desire to improve the care of their patients through the conduct of laboratory and clinical research. Moreover, the great advances in technology and biomedical science will provide surgeons and other clinical investigators with unprecedented opportunities to advance clinical medicine. There is every expectation that surgical research will continue to thrive in the future, as it has in the past.

Particularly relevant to this certainty are the opportunities which are provided to surgeons by recent developments in quantitative medicine, clinical epidemiology and clinical trials methodology. A surgical education, provided by the postgraduate residency system, which began in Germany, instills a discipline particularly well suited to the performance of clinical trials. Even though some groups of American surgeons have organized to perform clinical trials they have not developed this discipline nearly as well as their colleagues in Medical Oncology and Radiation Oncology. Recently, the National Cancer Institute (NCI) initiated funding of a surgical trial group, the American College of Surgeons Oncology Group (ACOSOG). In this monograph we will describe the structure and function of the ACOSOG and the opportunities for surgeons throughout the world to participate in this unique clinical research program.

Background

1948 Sir Bradford Hill and the members of the British Research Council published the results of a clinical trial evaluating the efficacy of streptomycin, compared to placebo, in patients with pulmonary tuberculosis [1]. This prospective trial introduced central randomization for the first time and also employed a pharmacological distribution where both the patient and the doctor were blinded to the agent being administered. The modern era of clinical trials practice began with this study and the stage was set for expanding the broad field of clinical research to include the science of quantitative medicine and clinical epidemiology.

Shortly after the report of Hill and colleagues, the NCI in the United States of America (USA) developed an extramural program to support the performance of clinical trials in patients with malignant diseases. The Cancer and Leukemia Group B and the Children's Cancer and Leukemia Group were initiated in 1954. These groups were composed of clinical oncologists at several academic medical centers and private practice groups throughout the USA who collaborated to evaluate promising therapeutic regimens in patients with leukemia. In 1955 the Eastern Oncology Group was formed. Currently, there are ten such cooperative clinical trials groups (Table 1). The cooperative groups are structured as cooperative

Table 1. Cooperative Clinical Trials Groups supported by the National Cancer Institutes of The National Institutes of Health

- The American College of Radiology Imaging Network (ACRIN)
- The American College of Surgeons Oncology Group (ACOSOG)
- Cancer and Leukemia Group B (CALGB)
- Children's Oncology Group (COG)
- Eastern Cooperative Oncology Group (ECOG)
- Gynecologic Oncology Group (GOG)
- National Surgical Adjuvant Breast and Bowel Project (NSABP)
- North Central Cancer Treatment Group (NCCTG)
- Radiation Therapy Oncology Group (RTOG)
- Southwest Oncology Group (SWOG)

agreements within the NCI and the Cancer Therapy Evaluation Program (CTEP) oversees all aspects of the groups' activities.

Over 20,000 patients are accrued to cooperative group clinical trials annually, however, it is disappointing that not more adult patients are enrolled to these studies. Currently, less than four percent of adults that are eligible to go on clinical trials do so. This is in stark contrast to the experience in pediatric oncology where greater than forty percent of eligible cancer patients are entered on clinical trials. There is a direct relationship between the clinical trials performed by the NCI Pediatric Oncology Groups and the cure rate of childhood cancer over the last half decade (Fig. 1).

Cancer is a major public health problem in the USA as each year 1,200,000 individuals are diagnosed with a new cancer and 500,000 people die from a malignant disease. Furthermore, every year cancer diagnosis and treatment cost over one hundred billion dollars and results in even greater costs when one considers lost time from work or early death.

Since its inception, the NCI cooperative group clinical trials program has gained increasing importance, primarily for three reasons: 1) The results of several cooperative group clinical trials have led to improved treatment and even cures for patients with various types of cancer. 2) As the world population ages, older individuals will bear the cumulative effect of multiple genetic mutations and thereby an increased incidence of cancer. 3) Finally, the sequencing of the human genome has provided and will continue to provide insight into the development of new biological

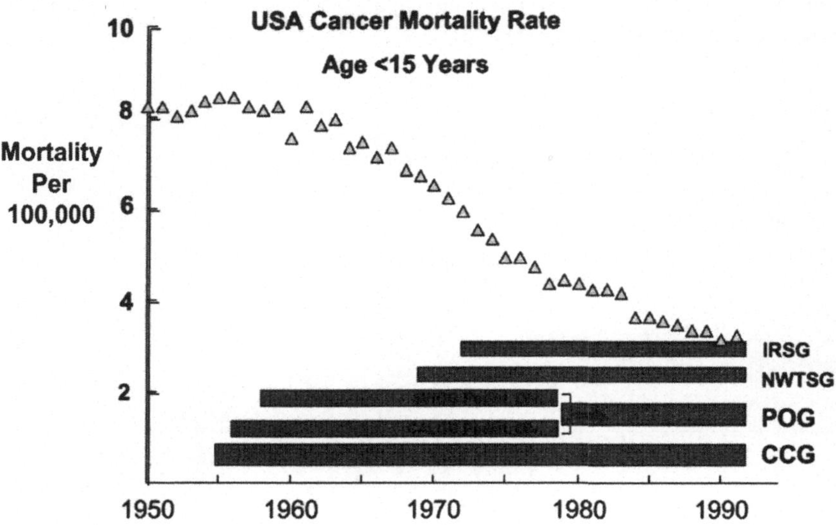

Fig. 1. The figure graphically depicts the decrement in childhood cancer mortality per 100,000 in the United States of America over four decades. Seen is the time of establishment of the pediatric cooperative groups, or pediatric divisions of adult cooperative groups. *SWOG Pediat. Div.* Southwest Oncology Group Pediatric Division; *CALGB Pediat. Div.* Cancer and Leukemia Group B Pediatric Division; *IRSG* Intergroup Rhabdomyosarcoma Group); *NWTSG* National Wilm's Tumor Study Group; *POG* Pediatric Oncology Group; *CCG* Children's Cancer Group

anticancer agents, each of which will need to be evaluated through the process of clinical trials.

Origin of the American College of Surgeons Oncology Group

In 1995 a small number of surgical oncologists in the USA met to discuss the possibility of organizing a group of surgical oncologists to conduct clinical trials designed to evaluate the surgical management of patients with malignant solid tumors. There were many reasons for doing this: Half of the patients with malignant solid tumors are cured by an operation alone. Surgeons are primarily and intimately involved with cancer patients and often serve as both operating surgeon and primary care physician for their patients. However, historically, surgeons have not participated actively in clinical trials despite their central role in cancer care.

The NCI awarded the investigators a planning grant to define the structure and function of the trial group. The decision was made to develop the program within the American College of Surgeons, primarily because there are seventy thousand surgeons in the College and the Cancer Department of the College offers unique resources, which could support the clinical trials program. Thus in 1997, the ACOSOG was formed, the first new cooperative clinical trial group to be funded by the NCI in seventeen years. The ACOSOG was originally based in Chicago but because of the need to be closer to an academic environment it relocated to the Duke University Medical Center in January of 2001.

Structure of the American College
of Surgeons Oncology Group

In designing the ACOSOG it was felt important to include oncologists from all specialties of surgery and to encourage participation from surgeons both in academic medical centers and in private practice. Any practicing oncologist, whether in surgery, medicine, pathology, laboratory medicine or radiology, can join the ACOSOG, provided that they are certified by a specialty board represented on the American Board of Medical Specialties. Nurse oncologists, Clinical Research Associates (CRAs) and basic science investigators can also join the ACOSOG.

The ACOSOG has an Administrative Coordinating Center (ACC) and a Statistics and Data Coordinating Center (SDCC). Each of these centers has an administrative infrastructure designed to manage its necessary functions. The administrative structure of ACOSOG is shown in Fig. 2. Study development is the center of activity in ACOSOG, as it is the scientific merit of the ideas for clinical trials, the development of excellent clinical protocols and the subsequent accrual of large number of patients that make a cooperative group successful. Any ACOSOG member can submit an idea for a clinical trial, however, the protocols for trials are developed within the Organ Site Committees (OSCs) (Table 2). There are ten OSCs and a Chair and usually two Vice Chairs moderate the Committee's activities. A twenty member, multidisciplinary Working Group serves as the central body of the OSC and oversees the process of Study Development and monitors progress of the active clinical trials.

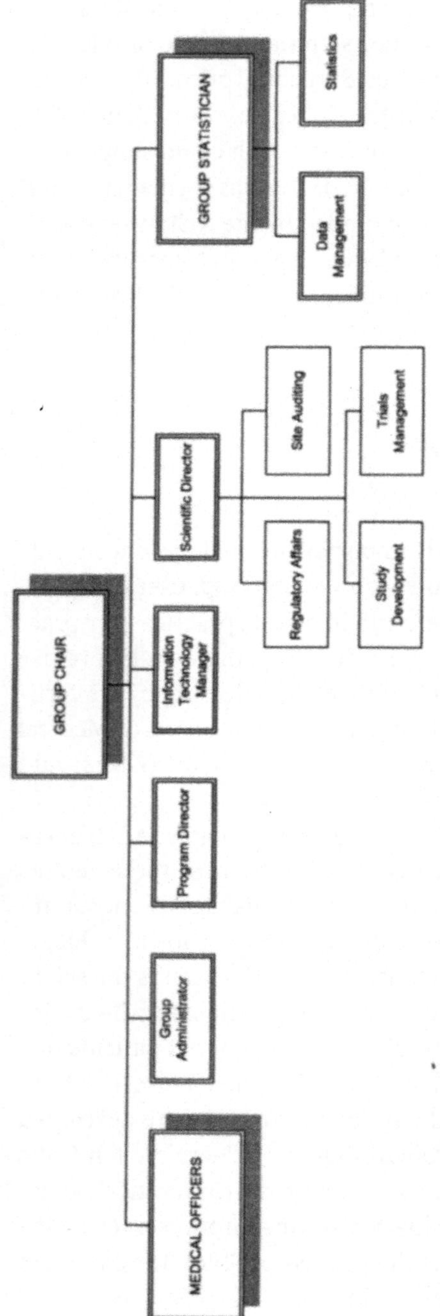

Fig. 2. Administrative Structure of the American College of Surgeons Oncology Group

Table 2. Organ Site Committees of the American College of Surgeons Oncology Group

• Brain and Central Nervous System	• Head and Neck
• Breast	• Melanoma
• Colorectal	• Sarcoma and Soft Tissue
• Genitourinary	• Thoracic
• Endocrine	• Upper Gastrointestinal Tract

In addition to the OSCs there are thirteen Modality Committees, whose members are critical to study development and to the development and performance of a clinical trial. The Modality Committees are listed in Table 3. The process of study development requires the involvement of several ACOSOG members and support committees. The ACOSOG is in its fourth year of operation and has thirteen trials open for patient accrual (Table 4). Nine of the ten OSCs have an active clinical trial and the other OSC is in the final phases of protocol development for a study.

An important part of study development is the planning for the acquisition of biological tissues from patients entered on the clinical trial, and the development of correlative science studies (usually basic science research experiments) that are conducted in association with the trial. Surgeons, compared to other oncologists involved in clinical trials research, have an excellent opportunity to obtain tissues for study. The ACOSOG Tissue Bank is located at Washington University in St. Louis, Missouri and

Table 3. The Modality Committees of the American College of Surgeons Oncology Group

• Auditing and Site Monitoring	• Membership
• Basic Science and Correlative Studies*	• Nursing/CRAs**
• Constitution and Bylaws	• Patient Advocacy
• Corporate Relations	• Radiation Oncology
• Diagnostic Radiology	• Special Populations
• Diagnostic Radiology	• Tumor Registrars
• Medical Oncology	

 * Includes: Core Laboratory, Pathology and the Tissue Bank
** Clinical Research Associates

Table 4. Open protocols of the American College of Surgeons Oncology Group*

Z0010	A prognostic study of sentinel node and bone marrow micrometastases in women with clinical T1 or T2 N0 M0 breast cancer
Z0011	A randomized trial of axillary node dissection in women with clinical T1–2 N0 M0 breast cancer who have a positive sentinel node
Z0020	Randomized phase III trial of hyperthermic isolated limb perfusion and melphalan with or without tumor necrosis factor in the patient with localized, advanced, extremity melanoma
Z0030	Randomized trial of mediastinal lymph node sampling versus complete lymphadenectomy during pulmonary resection in the patient with N0 or N1 (less than hilar) non-small cell carcinoma
Z0040	A prospective study of the prognostic significance of occult metastases in the patient with resectable non-small cell lung carcinoma
Z0050	The utility of positron emission tomography (PET) in staging of patients with potentially operable non-small cell lung carcinoma
Z0060	The utility of positron emission tomography (PET) in staging of patients with potentially operable carcinoma of the thoracic esophagus
Z0070	A randomized trial of radical prostatectomy versus brachytherapy for patients with T1c or T2a N0 M0 Prostate Cancer
Z0190	A prospective study of the prognostic significance of microsatellite instability in patients with early age-of-onset colorectal cancer
Z0300	A phase III randomized trial of the role of whole brain radiation therapy in addition to radiosurgery in the management of patients with one to three cerebral metastases
Z0360	A trial of lymphatic mapping and sentinel node lymphadenectomy for patients with T1 or T2 clinically N0 oral cavity squamous cell carcinoma
Z9000	A phase II study of adjuvant STI571 therapy in patients following completely resected high-risk primary gastrointestinal stromal tumor (GIST)
Z9001	A phase III randomized double-blind study of adjuvant STI571 (GleevecTM) versus placebo in patients following the resection of primary gastrointestinal stromal tumor (GIST)

* Protocols open as of August 2002

is the repository of all biological samples that are collected by the Group. Carefully collected biological specimens (tumor tissue, autologous normal tissue and serum) with corresponding demographic data will be of great value to cancer researchers, many of whom have a very difficult time gaining access to these resources.

The ACOSOG has two semiannual meetings during which time patient accrual to active clinical studies is evaluated and progress with new study development is reviewed. In addition to meetings of the Organ Site Committees and the Modality Committees, there are plenary sessions and educational programs for ACOSOG members. In the interim between the semiannual meetings the OSC Working Groups and the Modality Committees continue their work through conference phone calls or meetings at the ACOSOG Headquarters or during meetings of the surgical societies or associations.

The conduct of a clinical trial

Once a study protocol has been approved by the CTEP it is opened for patient accrual. In planning the trial it is necessary to identify participating sites and to recruit large numbers of surgical oncologists to participate in the trials. Since ACOSOG is a relatively new cooperative group and since many surgeons have not participated actively in clinical trials, it is necessary to develop educational programs to teach them about the critical aspects of trial participation, such as informed consent, regulatory affairs, source documentation, the training of data managers and clinical research associates and the evaluation of data collected during the conduct of the trial. A very important part of clinical trial performance, both in ACOSOG and in other cooperative groups is the process of skills verification. The performance of the surgical procedure must be standardized and there must be assurance that the operative procedures that are the basis of the clinical trial are performed correctly. It is surprising that previously the other cooperative groups did not have such skills verification assurances in place for surgical procedures.

At the participating sites the Clinical Research Associates and Data Managers are critical to the successful conduct of a clinical trial. These personnel oversee the process of informed consent, the review of eligibility criteria, the validity of source documentation, and the collection of data and the documentation of ancillary studies. The support of the material and personnel expenses for the clinical trial are resourced through a capitation system, where money is paid to the site for each patient accrued to study. All trial forms and documentation that come into ACOSOG Headquarters are received by an electronic system, which provides for data collection and storage in a paperless fashion. This has proven to be a significant advantage for the Group and allows for the management of large amounts of data in a relatively effortless fashion. This system also provides a relatively simple process of data analysis once the trial is completed.

Each clinical site participating in an ACOSOG study must be audited within eighteen months of entering the first patient on a trial. The sites are monitored at three yearly intervals thereafter. The site audit is conducted by ACOSOG and involves professional auditors and surgeons who are familiar with the clinical trial. The audit focuses primarily on informed consent, the hospital pharmacy (on trials where experimental pharmaceutical or biological agents are used) and source documentation related to patient data and specific studies.

Recently, the ACOSOG opened clinical trials in Ireland and Australia and sites in these countries are entering large number of patients on clinical trials. Almost certainly clinical trials will be opened to surgeons in other countries in the near future. Since anyone in ACOSOG, regardless of their nationality, can present an idea for a clinical trial it is expected that surgeons throughout the world will find that the ACOSOG represents an opportunity for them to develop and conduct clinical trials though this unique collaborative format.

Discussion

Clinical trials are important to medical practice as they stand at the beginning of a spectrum that spans into evidence-based medicine and outcome studies. Data from clinical trials has had an enormous influence on the clinical practice of medicine. In surgical oncology the results of studies performed by the National Surgical Adjuvant Breast and Bowel Project transformed the management of patients with carcinoma of the breast and we are still learning from these trials. Unfortunately, not all surgical trials groups have been as fortunate. At one time the NCI supported a Lung Cancer Study Group, a Brain Tumor Study Group and a Gastrointestinal Cancer Study Group, however, for various reasons the funding for these Groups was not continued.

It is important that surgeons participate in, and in many cases lead, clinical trials. The surgeon is often the first physician who sees a patient with cancer and may be the only oncologist involved in the patient's care. Thus, many surgeons have a unique relationship with the cancer patient and are in a position to present a clinical study in an objective and informed way. Also, the surgeon is in the position to assure that biological samples are collected during a clinical trial.

It is important to note that almost any surgeon can participate in a clinical trial. Unlike basic science research a lengthy period of laboratory training is not required and the learning of clinical trial methodology is not complicated. It does require discipline and a commitment to see that the trial is performed correctly and completed in a timely fashion. The trial will add some increased burden to office staff, however, active participation in ACOSOG trials will provide the necessary resources to support the needed additional personnel. Moreover, there is good evidence that the discipline, which the clinical trial brings to one's clinical practice, improves the care of the cancer patients and other patients as well. Because of their central role in cancer care some questions in surgical oncology will only be answered if surgeons participate in these studies. It is important that surgeons remember that individual commitment to a group effort is what makes an athletic team successful, a corporation successful and a society successful. It is also what makes a clinical trial work. Surgeons need to be involved.

Bibliography

1. Medical Research Council: Streptomycin treatment for pulmonary tuberculosis: A Medical Research Council Investigation. BMJ 1948; w: 769–782

In welcher Umgebung gedeiht Forschung?

Reinhard Grunwald, Bonn

In einer Umgebung, in der die Richtigen das Wichtige am besten machen; Nur: Dieser eine Satz würde weder dem Ort, noch dem Thema, noch dem Anlass gerecht. Daher werde ich im folgenden vier Aspekte im Auge behalten. Im Mittelpunkt steht der *Mensch*. So sehr Geld und Maschinen Forschung vereinfachen können: ohne schöpferische Phantasie des Einzelnen, ohne das kreative Zusammenwirken vieler gedeiht keine Forschung.

Innovative Projekte verändern Bestehendes. Der neue Blickwinkel, das Zusammenbringen von bisher Getrenntem, erneuert, entwickelt, entdeckt und erfindet.

Eine *attraktive Umgebung* hilft dabei: anregend im Fachlichen, die Beweglichkeit erleichternd, Lebensfreude vermittelnd. Ein *flexibler Rahmen* schließlich stimuliert gute Forschung. Auch wenn sie ohne kreativen Geist überhaupt nicht möglich ist, so gedeiht sie ohne finanzielle Mittel und vielfache Unterstützung nur kümmerlich.

Die besondere Komplexität universitärer medizinischer Aufgabenstellungen im Spannungsfeld zwischen Forschung, Lehre und Krankenversorgung könnte uns als Leitfaden dienen, ließe sich hier doch besonders anschaulich das Verbindende vom Ethos über die Wirtschaftlichkeit bis hin zur Effizienz darstellen.

Dieser Versuchung widerstehend erliege ich einer anderen, nämlich dem besonderen Charme Heidelberger Prägungen. Ich lade Sie daher ein, im folgenden unter den Mottos „Aus Tradition in die Zukunft", „Dem lebendigen Geist" und *„semper apertus"* einige Überlegungen zum Thema „In welcher Umgebung gedeiht Forschung?" mit mir zu teilen.

Aus Tradition in die Zukunft

Bildung durch Wissenschaft, Einheit von Forschung und Lehre und die Gemeinschaft von Lehrenden und Lernenden sind die Trias Humboldtscher Ideale. Immer wieder einmal totgesagt, auch in der harmloser daherkommenden Version „Schluss mit Oper und Operette" werden sie all diejenigen überleben, die meinen, ihre eigenen Orientierungen an Nützlichkeit oder gesellschaftlicher Relevanz voranzustellen, wie immer die Propheten dirigistisch programmatischer Ausrichtung dies formulieren.

Die Welt der Universitäten, der Professoren und Studenten hat sich in den letzten fünfzig Jahren nicht nur in Deutschland deutlich verändert. Die akademische Ausbildung ist nicht mehr das Privileg einiger weniger durch Herkunft und / oder Leistung Ausgewiesener – bei 2% eines Geburtsjahrganges fällt es schon statistisch leichter von Eliten zu sprechen als bei z. B. 30% – vielmehr fordert die Wissensgesellschaft von einer immer größeren Gruppe einer Alterskohorte, ihren Lebensunterhalt mehr mit dem Kopf als mit den Händen zu verdienen. Um so wichtiger wird die Prägekraft des Lehrers, vor allem des akademischen Lehrers. Seine Rolle als Vorbild spielt er / sie nicht nur für einige wenige, die regelmäßig durch Elternhaus und Schule bestens darauf vorbereitet waren. Er spielt sie nun für junge Menschen, die sich aus einer bedrängenden Vielfalt von Angeboten ihre eigene Lebensausrichtung viel stärker selber suchen müssen. Der Forscher, der Arzt, der Lehrer: in allen drei Rollen wird Haltung, wird Wissen, wird Erfahrung beobachtet und abgefordert. Die Ethik des Helfens, nicht nur die Ethik des Heilens, steht dabei ganz oben. Gerade in den schwierigen, den Arzt, Lehrer und Forscher besonders belastenden Fällen, in denen Heilung nicht möglich ist, rückt das Helfen ganz ins Zentrum.

„Aus Tradition in die Zukunft" – zwischen beiden liegt die Gegenwart. Wissen und Erfahrung aus der Vergangenheit führen zu Vorschlägen für zukünftige Verbesserungen. Christian Herfarth hat als Senator der Deutschen Forschungsgemeinschaft mitgewirkt an Vorschlägen zur Verbesserung der Voraussetzungen für die klinische Forschung. Ich beschränke mich auf ihre Vorstellung in fünf Punkten.

Besonders wichtig werden Maßnahmen zur Förderung der patientenorientieren Forschung über klinische Studien. Hier haben wir uns in Deutschland die Hände auf den Rücken gebunden, indem wir im Sozialgesetzbuch die Finanzierung klinischer Forschung durch die Solidargemeinschaft ausschließen. Die dem zugrunde liegende Hypothese, die Industrie würde es aus eigenem Antrieb schon tun, erweist sich als nicht belastbar, zumindest nicht in voller Bandbreite. Dies gilt nicht nur für Medikamente für seltene Krankheiten, die aufgrund der zu erwartenden Fallzahlen keinen Gewinn versprechen, dies gilt leider auch für die Entwicklung neuer Therapien für Krankheiten mit hohen Fallzahlen. Hier zeichnet sich ein Zusammengehen von öffentlich geförderter Forschung, privat finanzierter Forschung und Krankenversorgung ab, was nicht zuletzt zu einer besseren Wettbewerbsfähigkeit der deutschen Pharmaindustrie führen könnte. Von einer Apotheke der Welt ist Deutschland bei vielen Medikamenten zu einem der großen Lizenzzzahler geworden.

Spezifisch Heidelberg hat eine große Tradition medizinischer und biologischer Forschung. Nicht zuletzt die Chirurgie spielt hier eine besondere Rolle. Karl-Heinrich Bauer und Fritz Linder als Vorgänger von Christian Herfarth, seine direkten Vorfahren als Ärzte, führen von Schlesien an den Neckar in die Mitte Europas.

Dem lebendigen Geist

Die Inschrift über dem Heidelberger Auditoriengebäude, gestiftet von amerikanischen Mäzenen in den zwanziger Jahren, heute würde man wohl eher Sponsoren sagen, war in der Widmung während der Zeit des Nationalsozialismus verändert worden. „Dem deutschen Geist" war damals zu lesen. Dies ist Ausdruck der Verengung, des Wissenschaftfeindlichen gerade auch dieser Ideologie. Die Haltung des Staates zur freien Forschung gehört zu den wichtigsten Voraussetzungen ihres Gedeihens. Aber auch die Diskussion um Grenzen der Wissenschaft nimmt, das hat die Debatte um die Stammzellforschung deutlich gezeigt, im gesellschaftspolitischen Diskurs eine zentrale Rolle ein. Heute wieder unter dem Motto „dem lebendigen Geist" ist Heidelberg ein besonders attraktiver Standort für interdisziplinäre Forschung und attraktive Nachwuchsförderung.

Heidelberg hat eine Vielzahl guter Modelle hervorgebracht, wie Universität und universitäres Umfeld lebendig interagieren können. Hervorragende Forschung gedeiht hier in ganz unterschiedlichen Institutionen. Die Universität hat es geschafft, mit ihrer Zentrenbildung auch international wahrgenommene Kristallisationskerne zu bilden. Das deutsche Krebsforschungszentrum taucht in allen Leistungsstatistiken biomedizinischer Forschung weltweit auf vorderen Plätzen auf, das EMBL ragt auf seinen Arbeitsgebieten heraus. Die Heidelberger Max-Planck-Institute gehören zu den leistungsfähigsten der MPG und das vielfältige Kooperationsgeflecht ist über Jahrzehnte zu einem der weltweit besten Forschungsstandorte biomedizinischer Forschung zusammengewachsen.

Aus der Sicht des Wissenschaftsmanagers ist es besonders erfreulich, wie sich manche hier entwickelte Modelle als prägekräftig erwiesen haben. Der Heidelberger Technologiepark war einer der frühen Inkubatoren in Deutschland. Klinische Kooperationseinheiten funktionierten, bevor andere Orte sie „erfanden". Dabei kam Heidelberg ein ganz entscheidender Standortvorteil zugute. Nicht nur war und ist Heidelberg ein *locus amoenus* – die Romantik und ihre Nachfahren hatten dies in der Welt so bekannt gemacht, dass Heidelberg geradezu ein Synonym für die liebliche Stadt am Fluss ist. Schlossruine, Professoren- und Studentenherrlichkeit und Wein fließen zu einem in allen Kontinenten wahrgenommenen Mythos Heidelberg zusammen. Auch bei eher trockener Betrachtung reichen die Gründe für die Anziehungskraft Heidelbergs und seiner Region vom kulturellen Angebot über attraktive Wirtschaftsbetriebe bis hin zu sehr guter internationaler Erreichbarkeit. Der Zauber des immer neuen Anfangs spiegelt sich in dem Zustrom junger Menschen als Jungbrunnen geistiger Erneuerung und Frische wider.

Zeichen eines lebendigen Geistes hat Christian Herfarth sicherlich schon viel früher als im Alter von zwölf Jahre gezeigt. Belegt ist jedoch, dass er in diesem Alter im OP einen Staubsauger in einen OP-Sauger umzufunktionieren half. Alle Anwesenden kennen viele Belege dieses beweglichen lebendigen Geistes aus ihrer Vergangenheit.

Semper apertus

Immer offen steht die Universität Heidelberg nicht nur dem lebendigen Geist auf dem Weg aus der Tradition in die Zukunft. Ganz praktisch entstanden zahlreiche Neugründungen im Umfeld der Universität Heidelberg. Diese Netzwerkbildung setzte das Gespräch, setzte eine Zusammenarbeit zwischen Partnern voraus, die sonst nicht regelmäßig miteinander interagieren.

Dies gilt lokal wie regional, überregional wie international. Letztlich sind es nicht in erster Linie Institutionen, die kooperieren. Vielmehr sind es die dahinter stehenden Menschen. Im Tumorzentrum Heidelberg/ Mannheim arbeiten seit vielen Jahren und modellbildend die Universitätskliniken in Heidelberg und Mannheim mit der Thoraxklinik in Heidelberg-Rohrbach und dem Deutschen Krebsforschungszentrum zusammen. Als Sprecher des Tumorzentrums hat sich Christian Herfarth über viele Jahre intensiv engagiert und dazu beigetragen, dass ein Ort der Begegnung nicht nur der Kliniker unterschiedlicher Fachrichtungen und Kliniken besteht, sondern eine in Projekten bewährte Zusammenarbeit zwischen Grundlagenforschung und klinischer Forschung.

Offen für neue Medien

Die Wiederentdeckung der Absolventen – heute natürlich *alumni* – fand ihren Promotor im Heidelberger Chirurgen.

Dass Forschung die Unterstützung vieler braucht, die selbst nicht oder nicht mehr forschen, wird allen deutlich, die den Dialog zwischen Wissenschaft und Öffentlichkeit betreuen. Dass die Versuchung groß ist, den Lautsprecher, den man als Verantwortlicher eines Mediums in der Hand hält, nicht nur anderen hinzuhalten, damit sie sich darüber einer sonst nicht erschlossenen Öffentlichkeit mitteilen und verständlich machen, sondern den Lautsprecher selber zu benutzen und Meinung zu bilden, sogar Meinungsführerschaft zu beanspruchen, soll hier nicht ausgeklammert bleiben. Wissenschaft andererseits ist längst heraus aus dem Elfenbeinturm, hat aber auch die Unschuld zweckfreier Suche nach Erkenntnis verloren. Zu nah sind die Anwendungen von Ergebnissen, die janusköpfig Fortschritte für die Menschheit aber auch, z. B. über Missbrauch, hohes Schadenspotenzial für sie haben. Nicht zuletzt die wirtschaftliche Verwertbarkeit von Forschungsergebnissen ist deutlich beschleunigt und in manchen Fällen dem offenen Austausch von Ergebnissen nicht zuträglich. Hier für eine vernünftige Balance zu sorgen, ist nicht zuletzt Aufgabe der Rechtsordnung. Die Wiedereinführung der Neuheitsschonfrist in das deutsche und europäische Patentrecht würde den Wettbewerbsvorteil, den die Amerikaner hier mit ihrer *grace period* haben, wieder ausgleichen.

Die Diskussion um den Schutz biotechnologischer Erfindungen kommt gerade in diesen Wochen einen wichtigen Schritt voran. Sicherlich ist die Sequenzierung eines Gens oder eines Genabschnitts nicht mehr die Pionierleistung wie noch vor fünfzehn Jahren. Deshalb wird heute die erfinderische Leistung nicht mehr durch die Sequenz allein, vielmehr durch die damit verbundene gefundene und offen gelegte Funktion definiert. Von daher ist der Stoffschutz nicht absolut, sondern wird relativiert – so der jüngste Stand der die Gesetzgebung begleitenden Diskussion, die die gefundene und offen gelegte Funktion neben die Aufklärung der Sequenz in das Zentrum der erfinderischen Leistung rückt. Dazu muss das Patentrecht nicht geändert werden, dazu reicht es, die Prüfungsrichtlinien des Patentamtes entsprechend zu formulieren. 1977, als Naturstoffe erstmalig als patentfähig beschrieben wurden, ist das Patentgesetz auch nicht geändert worden, vielmehr wurden die Prüfungsrichtlinien des BPA seinerzeit nach der Antanamid-Entscheidung des BGH nachgesteuert.

Internationale Attraktivität

Dass Heidelberg seit jeher eine große Anziehungskraft für internationale Wissenschaftler besitzt, zeigt ein Blick auf die Geschichte. Schon der Gründungsrektor der Universität Marsilius von Inghen war ein Niederländer; heute ist die Universität eingebunden in ein Netz von Partnerschaften und internationalen Kooperationen. Doch – und hier schließt sich der Kreis zum Anlass des heutigen Symposiums und zum Beginn meines Vortrags – im Mittelpunkt aller erfolgreichen Forschung, Lehre, internationalen Kontakten und interdisziplinären Bemühungen stehen Menschen – Menschen, auf die man zählen kann und mit denen man rechnen muss, Menschen wie Christian Herfarth.

Denn, um mit Emil Fischer zu sprechen: „Die Wissenschaft ist nichts Abstraktes, sondern als Produkt menschlicher Arbeit auch in ihrem Werdegang eng verknüpft mit der Eigenart und dem Schicksal der Menschen, die sich ihr widmen."

Datenschutz und Forschungsfreiheit: Medizin in Verantwortung für den Patienten und den wissenschaftlichen Fortschritt

Paul Kirchhof, Heidelberg

„Wissenschaft will alles wissen" – so sagte mir jüngst ein in seiner Forschung erfolgreicher Kollege und erinnerte damit an den Motor unserer Wissenschaften, die unbegrenzte Neugierde, den mit der Erkenntnis wachsenden Forscherdrang. Dieser Befund wurde dann allerdings mit der Forderung verknüpft, die Rechtsordnung müsse zur Förderung dieses Wissensdurstes sämtliche Rechtsschranken beiseite räumen. Dieses Postulat verfehlt den Gedanken der Wissenschaftsfreiheit und die Anforderungen moderner Wissenschaften. Freiheit gibt niemals Herrschaft über andere, weder im Wissen noch im Handeln, muss sich deshalb auf das Recht des von der Wissenschaft Betroffenen einrichten, auf sein Recht zur Privatheit, seinen Anspruch, unbeobachtet bleiben und schweigen zu dürfen, seinen Willen, sich zu bekleiden oder auch zu verkleiden.

Das moderne Völkerrecht bemüht sich, das Wissen über Waffen mit großer Zerstörungskraft zurückzudrängen, seine Fortentwicklung und Verbreitung möglichst zu verhindern. Diese Anstrengungen sind vielfach erfolgreich. Wenn aber heute das Recht einen Angreifer, der im Angriff zur Selbstaufgabe bereit ist, durch Pflichten und Sanktionen – nicht beeinflussen kann, wird aus der Rechtsfrage eine Kulturfrage, die uns vor die Aufgabe stellt, den Wissenden an Werte zu binden und den Ungebundenen von Wissensmacht fernzuhalten.

Der Datenschutz gibt jedem Menschen das Recht, der Öffentlichkeit, dem Staat, dem Nachbarn das Gesicht zu zeigen, das er seiner Umwelt ins Bewusstsein rücken will. Die modernen Techniken der Datensammlung und Datenverbreitung ermöglichen aber, ein Wissen über eine Person allgemein verfügbar, jederzeit abrufbar und zur beliebigen Nutzung verwendbar zu machen, stellen die Rechtsordnung damit vor die Frage, ob die Kraft des Vergessens eine der Grundbedingungen von Freiheit und Selbstbestimmung, von persönlichem Glück ist.

Herkömmliche Geheimhaltungsgarantien, wie das Amtsgeheimnis, das Berufsgeheimnis, das Postgeheimnis und Aussageverweigerungsrechte, halten uns im Bewusstsein, dass ein bestimmtes Wissen einem Menschen nur anvertraut ist, wenn dieses Vertrauen kategorisch die Nichtweitergabe des Wissens garantiert. Der Arzt, der Richter, der Seelsorger hat in Ausübung seines Berufs vieles detailgenau zu wissen, was er nachfolgend im gesellschaftlichen Leben nicht wissen darf.

Für einen freiheitlichen Staat ist das nur begrenzte Wissen ein schlechthin unverzichtbares Konstitutionselement; ein alles beobachtender, alles wissender Staat hätte den Hang zum Totalitären. Zudem ist der Rechtsstaat gesetzlich verpflichtet, vieles von dem, was er weiß, wieder zu vergessen. Im Zentralen Strafregister des Bundes müssen nach bestimmten Zeiten die vermerkten Strafen und Straftaten wieder gelöscht werden, um die Resozialisierungschance des Straftäters zu stützen. Das Datenschutzrecht fordert eine Anonymisierung persönlichkeitsbezogener Daten, um die Rekonstruktion individueller Biographien und Schicksale auszuschließen.

I. Die ärztliche Verantwortung gegenüber dem Patienten

Ärztliches Behandeln ist nur möglich auf der Grundlage eines Vertrauens, das dem Patienten ein Offenbaren seiner höchstpersönlichen Befindlichkeit erlaubt, ihm dabei aber die Sicherheit gibt, dass das dem Arzt anvertraute Wissen Arztgeheimnis bleibt, es also rechtlich und tatsächlich unter der Schutzglocke einer vom Arzt für sich und seine Mitarbeiter höchstpersönlich verantworteten Geheimhaltung steht. Würde ärztliches Wissen, etwa über ein Karzinom des Patienten, dessen Arbeitgeber erreichen, seinen Kreditgeber, das Finanzamt oder das Bundeskriminalamt, so würde aus dem Wissen als Heilungschance ein bedrohliches Wissen, das die vertraute Lebenssituation eines Menschen in seiner beruflichen Stellung, seinen Vermögensverhältnissen, seiner Reputation in Gesellschaft und Staat grundlegend gefährden könnte. Wissen ändert seine Qualität je nach Zweckwidmung und beteiligten Personen grundlegend.

Dies gilt vermehrt, wenn die Fortschritte der Medizin, insbesondere die Sonographie, die Computertomographie und die Gentechnik Aussagen über einen Menschen erlauben, von denen dieser selbst nichts weiß. Während das Recht bisher das Wissen anderer von der Einwilligung des Betroffenen abhängig macht, geht es nunmehr auch um die Frage, ob der Betroffene selbst etwas über sich wissen soll, von dem er bisher keine

Kenntnis und auch keine vorbereitenden Signale des Schmerzes oder der Funktionsstörung empfangen hat.

Soll der Patient über die genetisch mögliche Feststellung unterrichtet werden, dass er vermutlich in zehn Jahren an einem Karzinom leiden werde, oder gehört die Unfähigkeit des Menschen, die eigene Zukunft vorauszusehen, zu einer rechtlich schützenswerten Grundlage unseres individuellen Wohlergehens? Sollte einem Menschen, dessen Anlagen zum Sexualtäter später vielleicht einmal prognostiziert werden können, diese seine Zukunft bewusst gemacht werden, sei es, weil er noch gegensteuern kann, sei es, weil er sich auf seine schicksalhafte Fehlentwicklung einrichten möge? Sollte dieses Wissen sodann an den Staatsanwalt weitergegeben werden? Könnte ein Rechtsstaat diesen Menschen zum Schutz der zukünftigen Opfer vorbeugend – also als Unschuldigen – hinter Schloss und Riegel bringen?

Der Arzt ist sich bewusst, dass der Patient sich ihm nur für die ärztliche Behandlung anvertraut, er sein Wissen also nicht ohne Einwilligung des Patienten auch als Forscher verwenden darf. Dennoch muss er als Forscher möglichst viel über die Individualität seines Patienten und über dessen individuelle Mängel wissen, muss für seine Langzeitstudien über Jahre und Jahrzehnte hinaus individualisierbare Daten aufbewahren und sammeln, muss seine Patienten mit anderen vergleichen können, muss sich kollegial weltweit austauschen und aus der Summe der Einzelwissen ein fortschreitendes Gemeinschaftswissen der Wissenschaft ableiten dürfen.

Schließlich braucht der medizinische Forscher auch ein Allgemeinwissen, das deutlich über die ihm anvertrauten Patienten hinausgreift. Insbesondere die epidemiologische Forschung könnte ihren Auftrag nicht erfüllen, wenn sie nicht auch Erhebungen über die Eltern und Großeltern des Patienten, über Nachbarschaft und Berufsstand, über Ehe, Familie und soziale Gruppierungen durchführen dürfte.

II. Individuelles Arztgeheimnis oder kollektives Forschungsgeheimnis

Der Konflikt zwischen dem Informationsbedürfnis des Forschers und der Informationsbereitschaft der Betroffenen wird nicht durch die Gewährleistung eines Forschungsgeheimnisses gesichert, das dieses Geheimnis einer größeren Gruppe von Forschern – einer Universität, der Medizin in

Deutschland oder der Weltgesellschaft der Chirurgen – anvertraute. Die Erfahrung lehrt, dass mit der Zahl der Wissenden die Gewährleistung des Geheimen schwindet und sich letztlich in der Anonymität vieler Mitwisser auflöst. Ein Konsilium von drei Personen – so behaupten Skeptiker – komme dem Schwarzen Brett gleich. Arztgeheimnis und Wissensdrang, Datenschutz und Forschungsfreiheit bleiben also gegenläufige Rechtspositionen, die in einem schonenden Ausgleich aufeinander abgestimmt werden müssen.

Ein benachbarter Lösungsweg baut nicht auf die Geheimhaltungsfähigkeit einer Gruppe, sondern auf die Vertrauenswürdigkeit des einzelnen Arztes, der zugleich Forscher ist. Die täglich Verantwortlichkeit des forschenden Arztes sowohl gegenüber dem Patienten als auch gegenüber dem Fortschreiten der Medizin führe verlässlich zu den richtigen Maßstäben, die eine Balance zwischen Forscherdrang und Patientenbetroffenheit jedenfalls für den Binnenbereich des Arzt-Patienten-Verhältnisses erwarten lassen. Dieser Hinweis auf den vertrauenswürdigen, forschenden Arzt ist vielversprechend, weil wir Ärzte haben, die das Vertrauen ihrer Patienten genießen und dieses Vertrauen auch verdienen, die zugleich als in ihrem Forscherdrang voranschreitende Wissenschaftler weltweite Anerkennung gefunden haben. Eine solche Orientierung gebende Persönlichkeit mit diesen Mehrfachqualifikationen führt uns heute zu unseren Überlegungen über die Neuorientierung der Chirurgie zusammen.

Doch auch bei diesem Arzt, Gelehrten und Forscher stellt sich die Frage nach den verallgemeinerungsfähigen Maßstäben. Ich suche deshalb, lieber Herr Herfarth, auf der Grundlage unserer nun mehr als 20-jährigen Verbundenheit, die beim gemeinsamen Klingeln an der Tür unserer ersten provisorischen, im selben Haus liegenden Heidelberger Wohnungen begann und die zu vielfältigen, anregenden, Grundsatzfragen der Wissenschaft vertiefenden Begegnungen geführt hat, nach den Prinzipien, die Sie ihren Ärzten und Mitarbeitern vermitteln könnten, um in Ihrer Klinik die Prinzipien von Arztvertrauen und Forschungsoffenheit zur Wirkung zu bringen.

III. Das Wissen als Rechtsverstoß

Der erste Befund, der bei Ärzten und Pflegepersonal Nachdenklichkeit hervorrufen wird, könnte die Feststellung sein, dass Wissen, allein weil es verfügbar ist, bereits eine Rechtsverletzung darstellen kann. Dies ist der Rechtsordnung beim Geheimnisbruch, bei der Verletzung der Vertraulichkeit von Wort und Schrift, bei der Gewährung illegitimer Akteneinsicht, bei dem unbefugten Fragen, Beobachten und Eindringen in die Privatsphäre geläufig. Der Arzt wird uns vielleicht ergänzend lehren, dass die Kunst des mitmenschlichen Umgangs Schweigen gebieten kann, dass verhüllende Euphemismen zum guten Ton gehören, dass ein „Blatt vor dem Mund" gelegentlich die beredeste Sprechweise sein mag, dass Intimität auch das Nichtwissen des anderen ist.

In der aktuellen Medizin wird der ärztliche Forscher aber vor allem auf das Problem der Präimplantationsdiagnostik verweisen. Diese Diagnostik wäre, wenn sie an einer entnommenen totipotenten Zelle durchgeführt würde, als Klonen untersagt, stellt uns aber, wenn sie eine aus der äußeren Embryohülle abgespaltene, nicht mehr totipotente Zelle zum Gegenstand hat, vor das Verfassungsproblem, den Eltern durch Information über die Qualität ihres Embryos eine Grundlage für die Entscheidung zu geben, ob der Embryo eingepflanzt werden soll. Ein solches diagnostisches Wissen könnte, so wird zu Recht befürchtet, eine „Zeugung auf Probe" veranlassen, „Züchtungsperspektiven" eröffnen und einen „Selektionsdruck" hervorrufen. Darf den Eltern ein Wissen vermittelt werden, das ihre Hoffnung auf einen brillanten Fußballer, auf ein in Schönheit erstrahlendes Model, auf einen glanzvollen Erfinder stützt oder zerstört?

Diagnostisches Wissen begründet hier bereits eine Rechtsgütergefährdung, die das Grundgesetz grundsätzlich nicht zulässt. Die Präimplantationsdiagnostik macht exemplarisch bewusst, dass Wissen der erste Schritt zum Handeln ist, deswegen auch als Vorstufe dieses Handelns rechtlich beurteilt werden muss.

IV. Wissen für den Patienten

In einem zweiten Schritt könnte Christian Herfarth seine Ärzte, aber auch die nicht in gleicher Weise dem Arztgeheimnis unterliegenden Molekularbiologen um sich versammeln, um ihnen am Beispiel der Therapie der entzündlichen Darmerkrankungen daran zu erinnern, dass der Darmkrebs – wie vermutlich viele andere chronische Erkrankungen – häufig vererbt wird, das Wissen über die Erbanlagen eine gezielte Prophylaxe durch schonende Eingriffe ermöglicht, individuelles Vorauswissen also verbesserte Heilungschance bedeutet. Therapie ist hier vor allem Wissen und Wissensvermittlung. Der Patient erhofft ein Vorauswissen, das zum Vorbeugen befähigt. Er erwartet aber auch, wenn sein Leben zum Tode bestimmt ist, eine sachgerechte Information über diese seine zukünftige Entwicklung, um seine Vermögensverhältnisse ordnen, sein Testament überprüfen, sich von Familie und Freunden verabschieden, von der Religionsfreiheit Gebrauch machen zu können.

V. Wissenschaft als Gemeinschaft des Wissens

In einem dritten Schritt wird Christian Herfarth – nunmehr aufgrund seiner Erfahrungen als Präsident der Deutschen Krebsgesellschaft und der Deutschen Gesellschaft für Chirurgie – seinem Kreis vor Augen führen, dass Wissenschaft und Forschung sich nicht in „Einsamkeit und Freiheit" ereignen kann, dass moderne Forschung vielmehr auf die Klinik, die Wissenschaftsgesellschaften, den internationalen Austausch, die Publikation angewiesen ist. Die Freiheit des Forschers ist auch nicht eine den Staat abwehrende Freiheit vom Staat, sondern ist Freiheit durch den auf Öffentlichkeit angelegten Staat, der Forschung in Organisation, Verfahren und Finanzierung ermöglicht.

Ich habe jüngst einen Vortrag von Herrn Herfarth gehört, der uns in Wort und Bild bewusst gemacht hat, dass der Chirurg sich bereits vor dem operativen Eingriff an im Computer erzeugten Modellen eingehend über die Verhältnisse informieren kann, die er später beim Eingriff in den Organismus des einzelnen Patienten antreffen wird, dass sogar während der Operation eine computergesteuerte Zusammenarbeit zwischen einem fernen Experten und einem unmittelbar Hand anlegenden Operateur möglich ist.

Diese Zusammenarbeit bei einer individuellen Operation und bei der allgemeinen Forschung schafft ein Gemeinschaftswissen, das in der Kenntnis des einzelnen Patienten seinen Ausgangspunkt findet, das aber im statistischen, im computergestützten und in dem in der Gemeinschaft der Forscher weitergedachten und beurteilten Wissen deutlich einen Wissenszuwachs erreicht.

Eine Forschung, die individuell anvertrautes Arztwissen als Forschungswissen verallgemeinert, statistisch erfasst, computertechnisch auswertet, in der Wissenschaftsgemeinschaft bearbeitet und verändert, kann letztlich nur durch ein Verfahren eröffnet werden, das die personenbezogenen Daten bei der Weitergabe über die unmittelbar behandelnden Ärzte hinaus anonymisiert, das diese anonymen Daten aber in Aufgabenbereich und Verantwortlichkeit des behandelnden Arztes reindividualisieren kann, um Langzeitstudien, vertiefende Forschungen, Berichtigungen und Kontrollen ansetzen zu können. Soweit der mitforschende Wissenschaftler für seine Forschungen personenbezogene Daten benötigt, fordert das freiheitliche System auch hier einen Rechtsmaßstab, der diese Forschung ermöglicht, dem Betroffenen aber eine Rechtsposition, nicht eine Objektstellung zuweist.

VI. Auftrag an den Gesetzgeber

In einem vierten Schritt wird Herr Herfarth vielleicht das oft gesuchte interdisziplinäre Gespräch aufnehmen und nunmehr den Juristen nach den Grundprinzipien des Rechts und die mit ihnen gegebene Rechtsgewissheit fragen.

Forschungsfreiheit und Datenschutz stützen sich gemeinsam auf eine Informationsfreiheit, die das Entstehen und den Fluss von Informationen befördern, nicht den Datenschutz wie einen Felsblock gegen den Strom stellen soll, hinter dem sich Strudel bilden, die Forschungsmöglichkeiten sowie Erkenntnisse in die Untiefen des rechtlich Verbotenen versenken.

Die Aufgaben medizinischer Forschung schließen oft zwei geläufige Instrumente des Datenschutzes – die Einwilligung und die Anonymisierung der Daten – aus. Diese Forschung ist darauf angelegt, die Individualität des Beobachteten zu kennen. Sollen etwa Zusammenhänge zwischen Krankheitsursache und Krankheit, zwischen individueller Lebenssituation und Sucht, zwischen familiärer Ausgangslage und Anfälligkeit, zwischen Vorbildung und Gesundheitsdisziplin erforscht werden, so muss der Forscher bei der Datenerhebung die einzelnen Personen kennen. Oft ist auch ein heimliches Beobachten notwendig, z.B. von psychischen Reaktionen oder von Wirkungen eines Medikaments. Damit steht der Gesetzgeber vor der Aufgabe, klare Erlaubnistatbestände ungeachtet der Einwilligung zu schaffen. Forschung braucht gegenwärtig vor allem Rechtssicherheit in Freiheit, rechtliche Klarheit beim Umgang mit Daten, mit Zellen, mit Finanzmitteln. Hier deutet sich eine allgemein für die Medizin gebotene Entwicklung an, in der eine fundierte Indikation größere rechtliche Bedeutung gewinnt als die Einwilligung.

Hat der Gesetzgeber diesen schonenden Ausgleich zwischen Datenschutz und Forschungsfreiheit in einer zweckgebundenen Informationsfreiheit gelöst, so ist die Angst vor dem „gläsernen Menschen" ebenso unbegründet wie die Sorge vor einem „Stillstand der Forschung durch Datenschutz". Die Rechtsgemeinschaft hat die Entwicklung vom gelegentlichen Portraitgemälde zum millionenfachen Vorgang des Photographierens, von der handgeschriebenen Depesche zum rundum tickenden Fernschreiber, von der Gesprächsbegegnung am Telefon zur Allgemeinaussage im Internet, vom medizinischen Betasten zur Sonographie bewältigt. Das Recht wird ebenso die faszinierende Entwicklung computertechnischer Datenerfassung und Datenverarbeitung auf der breiten Straße zwischen organisierter Indiskretion und Datennotstand sachgerecht begleiten.

Wenn dieser Weg gewiesen ist, so schulde ich Ihnen nur noch das Ende meiner ersten Begegnung mit Herrn Herfarth. Wir standen gemeinsam an der Außentüre unseres Hauses, drückten also gleichsam als Teil der anonymisierten Öffentlichkeit auf den Klingelknopf und es wurde uns jeweils geöffnet. An der Innentüre ereignete sich dann die Individualisierung, die Begrüßung durch Frau und Kinder, und dieses war oft das Schönste des Arbeitstages. Spätestens seit dieser Erfahrung wissen wir, dass das Heraustreten aus der Anonymität und das Auftreten als Individuum nicht vermeidbare Last sondern erstrebenswertes Glück ist.

Herfarths haben nun seit langem diese Form der Individualität in den Hölderlinweg verlegt, ein beachtliches Indiz für die philosophische und kulturelle Vertiefung von Forschung und Lebensstil. Auch dieses Haus hat einen Klingelknopf, so dass wir auf viele Begegnungen in weltoffener Forschungsfreiheit und verlässlicher Privatheit hoffen dürfen.

Tagungsprogramm
(2. Oktober 2001)

Begrüßung:
P. HOMMELHOFF, Rektor; H.-G. SONNTAG, Dekan

Vorsitz:
H. D. RÖHER, Düsseldorf; V. SCHUMPELICK, Aachen

**Neuorientierung der Akademien:
Vom föderalistischen zum nationalen Prinzip**
GISBERT, FRHR. ZU PUTLITZ, Heidelberg

Vorsitz:
E. FARTHMANN, Freiburg; W. HARTEL, Berlin

Brauchen wir „National Institutes of Health"?
HARALD ZUR HAUSEN, Heidelberg

Vorsitz:
F. HARDER, Basel; M. TREDE, Mannheim

What makes Academic Surgery thrive?
ANDREW L. WARSHAW, Boston

Vorsitz:
H. G. BEGER, Ulm; E. MARTIN, Heidelberg

**Moderne klinische Forschung im Zeitalter der DRGs:
Klinikstrukturen der Zukunft**
JÖRG RÜDIGER SIEWERT, München

Vorsitz:

H. D. BECKER, Tübingen; M. ROTHMUND, Marburg

The Present and Future of Surgical Research in Oncology

SAMUEL A. WELLS, Chicago

Vorsitz:

M. BÜCHLER, Bern/Heidelberg; J. R. SIEWERT, München

In welcher Umgebung gedeiht Forschung?

REINHARD GRUNWALD, Bonn

Vorsitz:

A. ENCKE, Frankfurt; F. W. SCHILDBERG, München

Die Wechselwirkung zwischen Medien und der Wissenschaftsparadigmenwechsel

FRANK SCHIRRMACHER, Frankfurt

Einführung:

CH. HERFARTH, Heidelberg

Datenschutz und Forschungsfreiheit: Medizin in der Verantwortung gegenüber dem Patienten und dem wissenschaftlichen Fortschritt

PAUL KIRCHHOF, Heidelberg

Schlusswort:

Die Heidelberger Perspektive

CHRISTIAN HERFARTH; MARKUS BÜCHLER

Vorsitzende und Referenten

Professor Dr. Horst Dieter Becker
  Ärztl. Direktor der Klinik für Allgemeinchirurgie, Chirurgische
  Universitäsklinik, Hoppe-Seyler-Straße 3, 72076 Tübingen

Professor Dr. Dr. h. c. Hans Günther Beger
  Ärztl . Direktor der Chirurgischen Universitätsklinik und Poliklinik,
  Steinhövelstraße 9, 89075 Ulm/Donau

Professor Dr. Markus Büchler
  Direktor der Universitätsklinik für Viszeral- und Transplantations-
  chirurgie, Inselspital, Murtenstraße, 3010 Bern, Schweiz
  (Ärztl. Direktor Chir. Univ.-Klinik Heidelberg ab 1. 10. 2001)

Professor Dr. Albrecht Encke
  Direktor der Klinik für Allgemein- und Gefäßchirurgie,
  Zentrum für Chirurgie des Universitätsklinikums,
  Theodor-Stern-Kai 7, 60596 Frankfurt/Main

Professor Dr. Dr. h. c. Eduard Farthmann
  Ärztl. Direktor der Abteilung für Allgemeinchirurgie mit Poliklinik
  der Chirurgischen Universitätsklinik, Hugstetter Straße 55,
  79106 Freiburg

Dr. jur. Dr. h. c. Reinhard Grunwald
  Generalsekretär der Deutschen Forschungsgemeinschaft,
  Kennedyallee 40, 53175 Bonn

Professor Dr. Felix Harder
  Vorsteher des Departement für Chirurgie der Universität,
  Kantonsspital, Spitalgasse, 4031 Basel, Schweiz

Professor Dr. WILHELM HARTEL
Generalsekretär der Deutschen Gesellschaft für Chirurgie,
Luisenstraße 58/59, 10117 Berlin

Professor Dr. Dr. h. c. mult. HARALD ZUR HAUSEN
Vorsitzender und Wissenschaftliches Mitglied des Stiftungs-
vorstandes, Deutsches Krebsforschungszentrum Heidelberg,
Im Neuenheimer Feld 280, 69120 Heidelberg

Professor Dr. Dr. h. c. CHRISTIAN HERFARTH
Ärztlicher Direktor Chirurgische Universitätsklinik Heidelberg,
Kirschnerstraße 1, 69120 Heidelberg (bis 30. 9. 2001)

Professor Dr. PAUL KIRCHHOF
Direktor des Instituts für Finanz- und Steuerrecht
der Universität Heidelberg, Bundesverfassungsrichter a. D.,
Friedrich-Ebert-Anlage 6–10, 69117 Heidelberg

Professor Dr. EIKE MARTIN
Geschäftsf. Direktor der Universitätsklinik für Anaesthesiologie
und Klinikumsvorstand Universitätsklinikum Heidelberg,
Chirurgische Universitätsklinik, Kirschnerstr. 1, 69120 Heidelberg

Prof. Dr. rer. nat. Dr. h. c. mult. GISBERT, FREIHERR ZU PUTLITZ
em. Ordinarius für Physik, Präsident der Heidelberger Akademie der
Wissenschaften, Karlstraße 4, 69117 Heidelberg

Professor Dr. HANS-DIETRICH RÖHER
Direktor der Chirurgischen Universitätsklinik A, Moorenstraße 5,
40225 Düsseldorf

Professor Dr. MATTHIAS ROTHMUND
Leiter der Klinik für Allgemeinchirurgie, Zentrum für Operative
Medizin I der Universität, Baldinger Straße, 35043 Marburg

Professor Dr. Dr. h. c. FRIEDRICH-WILHELM SCHILDBERG
Direktor der Chirurgischen Universitätsklinik, Klinikum Großhadern,
Marchioninistraße 15, 81377 München

Dr. phil. Frank Schirrmacher
Herausgeber der Frankfurter Allgemeinen Zeitung, 60329 Frankfurt

Professor Dr. Dr. h. c. Volker Schumpelick
Direktor der Chirurgischen Klinik der RWTH Aachen,
Pauwelsstraße 30, 52057 Aachen

Professor Dr. Jörg Rüdiger Siewert
Präsident der Deutschen Gesellschaft für Chirurgie 2001/2002,
Direktor der Chirurgischen Klinik der TU München,
Ismaninger Straße 22, 81675 München

Professor Dr. Dr. h. c. Michael Trede
em. Ordinarius für Chirurgie, Nadlerstraße 1a, 68259 Mannheim

Andrew L. Warshaw M. D.
Professor of Surgery, Surgeon-in-Chief, Chairman,
Department of Surgery, Harvard Medical School, Massachusetts
General Hospital, 55 Fruit Street, WHT 506, Boston,
MA 02114-2696, USA

Samuel A. Wells, Jr. M. D.
Professor of Surgery, President of the General Motors Cancer
Research Foundation, 633 N. Saint Clair Street, Chicago,
IL 60611-3211 USA, (Washington University St. Louis),
Principal Investigator der ACOSOG, Duke University Durham

Curriculum Vitae Christian H. Herfarth

em. o. Professor, Dr. med. Dr. med. h.c.
geboren am 12. August 1933 in Breslau/Schlesien

Schulen 1939–1952: Glogau/Schlesien, Leipzig, Plauen, Metzingen, Trier, 1952 Abitur; **Studium 1952–1957:** Tübingen (Physikum), Wien, Hamburg, Heidelberg, 1957 Staatsexamen und Promotion „summa cum laude" Universität Heidelberg: „Zur Frage des intracapillären Bindegewebes des Glomerulum" (Prof. Dr. E. Randerath/Pathologisches Institut der Universität Heidelberg)

Beruflicher Werdegang: 1958–59 Pathologisches Institut/Universität Heidelberg (Prof. Dr. E. Randerath/Prof. Dr. A. Bohle), **1960–68** Chirurgische Universitätsklinik Marburg (Prof. Dr. M. Schwaiger), **1965 Facharzt für Chirurgie, 1966 Habilitation für das Fach „Chirurgie" Universität Marburg** „Beitrag zur Pathophysiologie der Leber in der Chirurgie – eine enzymologische Untersuchung unter besonderer Berücksichtigung des Lebertraumas und der Hypothermie", **1966–68** Oberarzt Chirurgische Universitätsklinik Marburg, **1966** Gastarzt am Department für Chirurgie der Universität Lund/Schweden, **1968–73 Oberarzt, ab 1970 Leitender Oberarzt Chirurgische Universitätsklinik Freiburg (Prof. Dr. M. Schwaiger),** **1970** Zusatzbezeichnung: Kinderchirurgie, **1970** Gastarzt am Department für Chirurgie der Universität Denver/USA (Prof. Dr. M. Starzl), **1972 apl. Professor Universität Freiburg.**

Lehrstühle: 1.10.1973 o. Professor für Chirurgie an der Universität Ulm, Ärztl. Direktor der Klinik für Allgemeinchirurgie des Klinikums, **1.10.1981 o. Professor für Chirurgie an der Universität Heidelberg;** Direktor der Klinik für Allgemeine Chirurgie, Unfallchirurgie und Poliklinik (1984–99 Geschäftsf. Direktor der Chirurgischen Universitätsklinik), **1984 Ruf** der Medizinischen Fakultät auf den Lehrstuhl für Chirurgie der Universität Zürich (Schweiz). **Emeritierung 30.9.2001.**

Spezielle klinisch-wissenschaftliche Gebiete

Chirurgische Onkologie

- Chirurgische und multimodale Verfahren bei Kolon-, Rektumkarzinom, Magenkarzinom
- Hereditäre Karzinome
- Metastasenchirurgie (Leber)
- Zusatztherapieverfahren
- Minimal Residual Disease

Gastroenterologische Chirurgie

- chronisch-entzündliche Dünn- und Dickdarmerkrankungen
- Organersatzbildung (Magen, Rektum)
- Leberresektionstechniken und Lebertransplantation

Endokrine Chirurgie

- Hyperparathyreoidismus

Akademisch-klinische Arbeitsschwerpunkte

- Führung des Tumorzentrums Heidelberg-Mannheim (1982–1996) mit Weiterentwicklung der verschiedenen Forschungsschwerpunkte der klinisch-theoretischen Forschung
- Aufbau eines Zentrums für chronisch-entzündliche Darmerkrankungen
- Aufbau eines Transplantationszentrums
- Gründung eines Kooperationsverbundes zwischen Deutschem Krebsforschungszentrum und Institut für Immunologie mit dem Schwerpunkt der molekularbiologischen Forschung auf dem Gebiet der chirurgischen Diagnostik und Therapie, Aufbau eines Zentrums für Hereditäre Karzinome
- Entwicklung eines Schwerpunkts für Endokrinologie und Endokrine Chirurgie (zusammen mit Professor Dr. R. Ziegler, Abt. Endokrinologie, Medizinische Universitätsklinik Heidelberg)

Research Fellowships

International

- M.D. Anderson Cancer Center, Houston, USA
- Harvard Medical School Boston, USA
- University of North Carolina, Chapel Hill, USA
- University of California, San Francisco, USA
- Memorial Sloan-Kettering Cancer Center, New York
  (Cornell University), USA
- Memorial Roswell Park Cancer Center, Buffalo, USA
- Hammersmith Hospital London, U.K.
- Institut Bordet, Brüssel, Belgien

National

- Institut für Chirurgische Forschung der Universität München
- Deutsches Krebsforschungszentrum Heidelberg (DKFZ)
- Zentrum für Molekularbiologie Heidelberg (ZMBH)
- European Institute for Molecular Biology Heidelberg (EMBL)

Akademische Führungspositionen

National

1978–80   Sprecher des Onkologischen Arbeitskreises Ulm
1981–93   Vorstandsmitglied der Arbeitsgemeinschaft Deutscher Tumor-
zentren (ADT)
1983–92   Vorsitzender des wissenschaftlichen Beirats des Chirurgischen
Forums für experimentelle und klinische Forschung der
Deutschen Gesellschaft für Chirurgie
1983–96   Vorsitzender des Tumorzentrums Heidelberg/Mannheim
1984   Vorsitzender der Deutschen Gesellschaft für Senologie
1984–91   Vorsitzender der Sektion Chirurgische Arbeitsgemeinschaft
für Onkologie der Deutschen Gesellschaft für Chirurgie
1984 –99   Vorstandsmitglied der Deutschen Krebsgesellschaft
1986–97   Vorsitzender des Krebsverbandes Baden-Württemberg,
gleichzeitig Landesverband der Deutschen Krebsgesellschaft
1988   Präsident der Deutschen Gesellschaft für Verdauungs- und
Stoffwechselkrankheiten
1989–91   Dekan/1993–94 Prodekan der Fakultät für Klinische Medizin I
der Universität Heidelberg
1989   Gründung des Lebertransplantationszentrums Baden-
Württemberg und Transplantationszentrum Heidelberg
1990   Vorsitzender der Vereinigung der Mittelrheinischen Chirurgen
1994–96   Vizepräsident der Deutschen Krebsgesellschaft
1996–98   Präsident der Deutschen Krebsgesellschaft
1997/98   Präsident der Deutschen Gesellschaft für Chirurgie

International

1982–88   Vorsitzender der Deutschen Sektion CICD
(Collegium Internationale Chirurgiae Digestivae)
1994   Präsident des Tripartite Meeting of ESSO, BASO und CAO
1995–97   Präsident ECCO 9 (European Cancer Conference of Oncology)
2000   Gründungsmitglied und Präsident der Virtuellen
Medizinischen Fakultät, ab 2001 Präsident „Virtual Faculty"
Universität Heidelberg/Mannheim mit deutschen und
europäischen Medizinische Fakultäten

Wissenschafts-Fördereinrichtungen

National

1979–86   Member of the Protocol Review Committee
des Bundesministeriums für Forschung und Technologie,
Deutsche Forschungsgemeinschaft

1983–2001   Gutachter, Obergutachter, Senator der Deutschen
Forschungsgemeinschaft (DFG)

1993   Kuratorium der Dr. Norbert-Henning Stiftung an der
Universität Erlangen-Nürnberg

1993–2001   Kuratorium der Jung-Stiftung für Wissenschaft und
Forschung Hamburg

1993   Vorstand des Vereins zur Förderung der Krebsforschung
in Deutschland

2000   Felix Burda Stiftung

International

1978–81   Member of the Council of EORTC (Europäische Organisation of Research Against Cancer) Brüssel

1988/89   Member of the General Motors Cancer Research Foundation
New York, Kettering Committee

1990–94/
1998–2002   Member of the Awards Assembly General Motors Cancer
Research Foundation New York

1989–93   Member WHO Expert Advisory Panel on Cancer

Beratungs- und Leitungsgremien u.a.

National

1953	ASTA-Vorsitzender Universität Tübingen
1971–73	Dozentenvertreter Medizinische Fakultät Freiburg
1973–80	Mitglied der interministriellen Verhandlungskommission über die medizinische Ausbildung in Baden-Württemberg
1996/98	Mitglied der Strukturkommission des Ministers für Unterricht, Kultus, Wissenschaft und Kunst für das Klinikum der TU München (Vorsitzender Professor Dr. Dr. h.c. Gerok)
ab 1998	Mitglied des Aufsichtsrates für die Klinika Innenstadt und Großhadern der LMU München, berufen durch das Bayerische Staatsministerium für Wissenschaft, Forschung und Kunst, Staatsminister Hans Zehetmair

International

1989–98	Member International Relations Committee American College of Surgeons
1993–96	Council on Academic Surgery of the American Surgical Association

Visiting Professor

University of Cardiff/U.K.	SS 1979
University of Lund/Schweden	WS 1980/81
University of Seoul, Department of Surgery, Seoul, Südkorea	WS 1986/87
University of Wuhan, Department of Surgery, Wuhan/China	SS 1988
Duke University Medical Center, Department of Surgery, Durham/USA	WS 1991/92
Washington University, Department of Surgery, St. Louis/USA	SS 1993
The Johns Hopkins University, Department of Surgery, Baltimore/USA	SS 1993
Memorial Sloan-Kettering Cancer Center, New York (Cornell University)/USA	SS 1993
University of Madison/Wisconsin/USA	SS 2000
University of Minneapolis/Minnesota/USA	SS 2000
Technische Universität München, Chirurgische Universitätsklinik, Klinikum rechts der Isar	WS 2001/02

Herausgeberschaft wissenschaftlicher Zeitschriften

Der Chirurg

Mitherausgeberschaft

Editorial Council
British Journal of Surgery

Editorial Board
Annals of Surgery
Annals of Surgical Oncology
Archives of Surgery
Journal of The American College of Surgeons
Seminars of Surgical Oncology
Surgery
World Journal of Surgery
Langenbecks Archives of Surgery
The Oncologist

Ehrenmitgliedschaften und Ehrungen

Mitgliedschaften
1980 Pan-hellenistische Gesellschaft für Chirurgie
1983 Association Francaise de Chirurgie
1985 Hellenistische Gesellschaft für Experimentelle Medizin
1986 Surgical Travellers, U.K.
1987 Welsh Surgical Travelling Club
1991 Deutsche Akademie der Naturforscher, Leopoldina (Halle/Saale)
1991 American Surgical Association
1992 American College of Surgeons
1994 International Surgical Group
1999 Österreichische Gesellschaft für Chirurgie
1999 Polnische Gesellschaft für Chirurgie
1999 Senator der Deutschen Akademie der Naturforscher,
       Leopoldina (Halle/Saale)
1999 Deutsche Gesellschaft für Radioonkologie e.V.
1999 Rom. Association of Hepato-Pancreatico-Biliary Surgery
2000 Vereinigung Mittelrheinischer Chirurgen (D, CH, F, L)
2001 Schweizerische Gesellschaft für Chirurgie
2001 Krebsverband Baden-Württemberg

Korrespondierende Mitgliedschaften
1990 Österreichische Gesellschaft für Chirurgie
1992 The Society of Surgical Oncology (USA

Ehrungen
Oktober 1999 Ehrendoktorwürde der „Iuliu Hatieganu" University
of Medicine and Pharmacy Cluj Napoca (Klausenburg), Rumänien

November 2000 Bundesverdienstkreuz Erster Klassse

Medaillen der Universitäten Helsinki, Seoul/Korea

Abbildung der Tagung auf CD-ROM

Mitarbeiter CBT-Labor:

CD-ROM Realisation
Computer Based Training Labor
Chirurgische Universitätsklinik Heidelberg

Projektleitung
Priv.-Doz. Dr. F. KALLINOWSKI

Stellv. Projektleitung Medizin
Dr. A. MEHRABI

Koordination
M. BRÜNGER, M. TONAK

Implementierung
C. WAGENER

Bearbeitung
M. TONAK, F. AUBERGER, M. DEINER,
M. BRÜNGER, J. KÖBLE, A. KÖBLE

Design
C. WAGENER

Software Engineering
Dipl.-Inform. H. SCHWARZER

Minimale Hard- und Softwarevoraussetzungen

PC
Pentium mit 266 MHz
Windows 9x, ME, NT 4.0, 2000, XP
32 MB RAM
Hi-Color-Grafikkarte,
Auflösung mit 800 × 600
4-fach CD-ROM
Windowskompatible Soundkarte

Macintosh
233 MHz PowerPC
MacOS 8.1 oder höher
32 MB RAM
Farbmonitor mit 32768 Farben,
Auflösung mit 800 × 600
4-fach CD-ROM

Installation
Programm startet automatisch nach Einlegen der CD-ROM.
Sollte dies nicht der Fall sein öffnen Sie den Explorer und klicken auf die
Datei start.exe.
Weitere Informationen finden Sie in der Datei readme.txt auf der CD-ROM.

CBT-Labor der chirurgischen Universitätsklinik
http://www.med-live.de

Springer-Verlag
http://www.springer.de